MANUEL

DES GOUTTEUX

ET DES RHUMATISTES.

TOME I.

MANUEL
DES GOUTTEUX
ET
DES RHUMATISTES,

Ou l'art de se traiter soi-même de la Goutte, du Rhuma-
tisme, et de leur complication, avec la manière de s'en
préserver, de s'en guérir et d'en éviter la recidive, au
moyen de l'Elixir anti-goutteux et anti-rhumatique.

PAR LE CITOYEN GACHET, MÉDECIN.

Indonitam domitat tandem medicina podagram.
Monstre, dont le nom seul inspire de l'horreur,
Goutte, un art tout puissant dompte enfin ta fureur.

Quatrième édition, revue, corrigée et augmentée.

TOME I.

2 vol. brochés, 6 liv., francs de port, 7 li...

A PARIS,

Chez l'AUTEUR, porte Saint-Denis, rue Beauregard,
~~dite~~ présentement ~~~~, n°. 190.

L'AN II DE LA RÉPUBL. FRANÇAISE.
(Ere ancienne) 1793.

AVIS.

Pour se procurer le *Manuel* et sur-tout l'*Elixir anti-Goutteux et anti-Rhumatique*, le citoyen Gachet prie les personnes, en affranchissant les lettres, l'argent, les assignats ou effets sur les banquiers ou négocians, par lettres chargées et affranchies à la poste, de s'adresser directement à lui ; c'est la voie la moins dispendieuse : on est presque toujours trompé par les commissionnaires salariés, et l'on est lentement, négligemment servi, disons mieux, promptement, volontairement oublié par les plus bénévoles et les plus désintéressés, malgré les plus belles offres de service.

Il y en a qui, sur le refus de remise, n'achètent point ; ils disent, pour s'excuser, qu'on ne trouve personne chez moi pour répondre aux demandes. D'autres vont chez le premier droguiste ou apothicaire, prendre quelque liqueur un peu ressemblante, qu'ils osent donner en place de mon Elexir. J'observe, pour aider à reconnoître la fraude, que le flacon qui le contient est de crystal, bouché de même, muni en outre d'une étiquette écrite toute entière de ma main ; que je livre avec le flacon une petite culier contenant 40 gouttes, dose précise du spécifique ; que j'accompagne le tout d'une ordonnance imprimée, qui prescrit la manière de faire usage du remède ; toutes choses qui serviront à s'assurer de son authenticité. Il en coûtera toujours beaucoup moins de m'écrire directement, en affranchissant lettres et argent, que de s'adresser, quels qu'ils soient, à des commissionnaires qui n'apporteront jamais dans leurs envois, la diligence et l'exactitude que j'apporte à tous les miens. Le prix de chaque flacon, contenant trente prises, est de 25 liv.

Les personnes qui voudront m'honorer de leur confiance, pourront me consulter, en affranchissant leurs lettres ; j'y répondrai toujours avec la plus grande célérité et l'attention la plus exacte ; elles auront, par la confrontation de mon écriture, avec celle de l'étiquette écrite de ma main sur chaque flacon, un nouveau moyen de s'assurer de la *génuité* de mon Elixir, quand elles reconnoîtront la même main dans les écritures des lettres et des étiquettes.

RÉFLEXIONS

*Sur le secret de l'Elixir Anti-Goutteux et
Anti-Rhumatique , et sur son prix.*

Sɪ la composition de mon Elixir n'étoit pas
compliquée ; si avant d'être employés , quelques-uns de ses ingrédiens ne devoient subir
de grandes préparations ; s'ils ne deman-
doient pas tous un mélange raisonné ; si la
manipulation qui doit s'en suivre , ne pré-
sentoit pas un nouveau travail ; si la digestion
qui vient après , n'étoit longue et insépara-
ble d'attentions infinies ; si les particuliers qui
voudroient le préparer eux-mêmes , n'a-
voient pas à craindre d'être trompés et sur
le prix et sur la qualité des substances qui
doivent y entrer ; s'ils pouvoient être
à l'abri de la fraude , de la super-
cherie, de la négligence, des sophistica-
tions, inconvéniens capables de rendre le
meilleur remède dangereux ; si j'eusse pu ,
sans aucunes de ces appréhensions , en donner la recette , il y auroit long-temps qu'elle
seroit publiquement connue ; et par cette
voie simple, j'aurois dissipé les scrupules de
la pusillanimité , et confondu l'ignorance et
la calomnie. Les gens de l'art en ont la preuve
dans la manière ouverte et franche, dont je

A

parle de ses propriétés salutaires et de son efficacité, connoissance qui peut conduire, sinon à sa composition spéciale, au moins à quelque découverte analogue. Cela est si vrai que plusieurs ont cru l'avoir saisie, et qu'ils ont, à ma grande satisfaction, joui de quelques succès. C'est ainsi qu'en fouillant, qu'en scrutant avec persévérance une mine, si on n'y découvre pas toujours le métal le plus précieux, on y en rencontre souvent d'autres, qui nous payent de nos recherches et de nos peines.

Aussitôt qu'on aura résolu le problême suivant : *Est-il plus avantageux au public, que la recette et la manipulation des spécifiques, soient connues et divulguées, que secrètes et réservées à leurs inventeurs ou à leurs possesseurs immédiats?* je ne ferai plus mystère du mien, quelque fondé que je me croie à opiner pour l'affirmative, que je puis, tout intérêt à part, étayer de raisonnemens plus justes et plus solides qu'on ne l'imagineroit d'abord ; mais que je veux à peine laisser entrevoir, pour donner un champ plus libre à ceux qui voudront bien s'en occuper. Je ne propose cette question que pour me décider en faveur du plus grand avantage de la société.

De quelque manière que soit résolu ce

problême, la même candeur, la même ingénuité, le même amour de la vérité et du bien général, qui m'ont engagé à publier ce programe, lorsqu'il sera résolu d'une manière satisfaisante, me déterminant à embrasser le sentiment appuyé des raisons les plus fortes, seront la justification du parti que je prendrai dans les vues les plus droites, les plus pures, et me mettront à l'abri de tous reproches.

J'invite donc les savans, et singulièrement mes confrères, à m'éclairer sur ce point. Je me conformerai volontiers à leur décision. Je recevrai leurs avis avec empressement et reconnoissance; je serai flatté, qui plus est, de voir ce problême discuté dans les journaux; je me ferai un honneur de concourir à sa discussion, qui me paroît très-importante. On peut prendre pour garant de cette promesse ce que j'ai dcrit sans partialité dans une brochure de 43 pages, format in-8o, intitulé : *Problême médico-politique pour et contre les Aréanes, ou remèdes secrets*, ouvrage dont plusieurs feuilles périodiques ont rendu un compte avantageux, toutefois sans décision sur son objet. Les seuls auteurs du journal Encyclopédique, se sont déclarés pour l'affirmative, mais n'ont donné aucune raison de leur ju

gement, silence qui, avec l'indétermination
et les raisons insuflisantes des autres, me
tient en balance, d'autant que, malgré les
efforts que j'ai faits pour soutenir l'affirmative, mes raisonnemens en faveur de la
négative, m'ont paru ainsi qu'à un grand
nombre de personnes, plus solides et plus
concluans. Je m'abstiens donc encore de di-
vulguer la recette de mon Elixir, par le plus
pur intérêt pour l'humanité. On s'en con-
vaincra infailliblement par la lecture de la
dissertation impartiale citée ci-dessus, que
l'on pourra si l'on veut se procurer chez moi,
ou chez les libraires, pour 12 sous ; franc
de port 1 liv.

Injustement voudroit-on m'adresser ce
persiflage trivial : *Vous êtes orphévre,
Monsieur Josse....* La vérité en émoussera
tout le sel, toute la pointe et la malignité.
Car je le répète, et ne puis trop le répéter :
si jusqu'ici, et même si dans la suite je
persiste à garder le secret de mon Elixir,
ce n'est que par la force des raisons, qui me
font évidemment connoître que le salut
public dépend de cette mesure et de cette
réserve. En effet, ne seroit-ce pas le trahir,
que de le livrer à tous les risques auxquels
peuvent l'exposer un remède mal composé,
ou ignoramment manipulé, qui, par cela

seul qu'il n'aura plus ses propriétés, en supposant qu'une mauvaise préparation ne le rendît pas pernicieux, sera inefficace, et par là laisser empirer le mal, ce qui, dans des cas urgens, empéchera les malades déçus par une fausse confiance, de recourir à des moyens actifs, propres, sinon à guérir, du moins à arrêter et à dissiper les dangers? Non jamais ma concience ne me permettra de délaisser mes semblables à un si funeste et si perfide abandon.

Quand les remèdes sont assez simples et assez faciles dans leur composition, pour que chacun puisse se les procurer sans crainte de dol, et les préparer sans crainte d'erreur je crois qu'il y a de l'inhumanité à en tenir la recette sous le voile; mais y en a-t-il moins à confier à la cupidité et à l'ignorance, des remèdes d'un grand prix, des remèdes compliqués, qui requièrent une connoissance particulière de leurs ingrédiens, des doses de chacun d'eux, de leur amalgame, etc. Mon élixir exige des opérations chymiques à l'égard de deux substances qui entrent dans sa composition, pour faire de l'une des deux une teinture au moyen de l'autre, puis de quatre autres préparées et mélangées successivement, et dans un certain ordre faire une extraction de deux d'entr'elles, dont on rejette

le résidu ; ensuite, après avoir mis ceci dans
un vase convenable, il faut y ajouter un liquide , et enfin un solide pour couronner
la composition.

Après tout ce travail, qui saura encore,
quelques renseignemens que je donne, le
dégré de chaleur du bain de sable sur lequel
la bouteille qui renferme le tout, doit subir
une digestion lente pendant plusieurs jours ?
Quel est le chymiste le plus habile, qui
puisse, dès les premières fois, s'assurer,
comme moi qui y suis consommé par une
longue expérience, de la réussite de
la confection entière ? Qui donc, à plus
forte raison, n'étant point de l'art, ne crain-
dra point de tenter une préparation si difficile et d'en risquer la dépense, qui, moins
la composition est considérable, plus elle
est proportionnellement chère, et qu'on ne
peut essayer en si petite quantité que ce
soit, sans des frais auxquels bien des personnes même aisées regarderont, sur-tout
dans l'incertitude du succès ? Bien avant mes
expériences, et les lumières acquises qui
m'ont confirmé dans les idées avantageuses
que j'avois de mon remède , une personne
a été retenue par cette raison d'intérêt.
Fondé sur des principes certains de l'efficacité que devoit avoir mon élixir, je lui pro-

posai de la guérir gratis, si elle vouloit payer seulement les déboursés de la première composition que j'en ferois, ce qu'elle refusa. Peu de temps après elle tomba dans un état d'impotence absolue , dans lequel elle languit et mourut à mon grand regret. Ce ne fut , que quelques années après, que me croyant de plus en plus fondé en observations sur les effets particuliers des divers ingrédiens de mon spécifique , que je hasardai de le composer pour en faire les expériences , qui ont été aussi heureuses dans la pratique , que l'analogie théorique me les avoit démontrées devoir l'être.

Le prix de 25 liv. pour chaque flacon de mon Elixir, paroîtra peut-être un peu cher au premier apperçu ; mais si l'on fait attention à l'efficacité de ce spécifique , qui ne se prend qu'une fois par jour, à la petite dose à laquelle on le prend , qui n'est que de quarante gouttes, aux intervalles qu'on doit garder dans son usage , qui n'est pas ordinairement long, jamais remède ne sera moins dispendieux. Que l'on compare ce qu'il en coûte par son moyen pour la cure, et la cure même *radicale*, avec les traitemens palliatifs , longs et périodiques de la pratique commune, avec la quantité des tisanes , des potions, des pilules, des apozèmes , des pur gatifs , des épipastiques, des synapismes, des vésicatoires , des cautères , des bains , des douches , des fumigations, des eaux miné- rales , thermales , etc. etc. On verra que c'est l'unité mise en comparaison avec l'infinité des combinaisons des nombres. J'en appelle au témoignage de ceux qui ont eu recours à mon Elixir ; qu'ils calculent les dépenses an- térieures à son usage , avec celles qu'ils ont faites depuis, et qu'ils prononcent ; ils trou- veront des sols pour des livres. La commis- sion royale de Médecine en avoit fixé le fla- con de 20 prises à 24 liv. Aujourd'hui, cha- que flacon contient 3ò à 31 prises , ce qui fait que ce remède ne revient qu'à 16 sols la prise , en le donnant à 25 liv., malgré le renchérissement actuel de toutes choses.

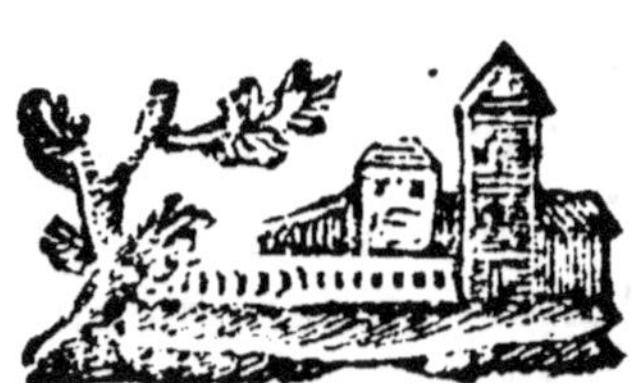

PRÉFACE.

Les motifs qui m'ont engagé à embrasser la médecine et à faire les recherches qui devoient me conduire à ma découverte, sont trop louables, pour que le lecteur me blâme de les publier. Etant encore enfant, j'eus le malheur de perdre mon père. J'appris dans un âge plus avancé la cause de sa mort, qui fut l'effet d'une goutte remontée. Dès cet instant, je me décidai à prendre l'état qui depuis a fait mon devoir et mes délices. Mon dessein, en le choisissant, fut de me venger un jour de la perte que j'avois faite, et d'acquérir des connoissances qui pussent me procurer l'espoir de combattre la cruelle maladie qui m'avoit ravi le cher auteur de mes jours.

Animé de ce noble désir, j'apportai dans mes études une ardeur et une application incroyables. J'y fis tous les progrès que pouvoient désirer mes maîtres. J'approfondis la science de ma profession. Enfin, je m'établis dans ma patrie ; j'annonçai souvent à l'avance les maladies auxquelles l'intempérie de l'air, ou l'inconduite personnelle pouvoit donner lieu, indiquant les moyens

de les prévenir, et guérissant ceux qui,
par ignorance, ou par négligence, en étoient
attaqués. Je réussis généralement dans la
cure des maux infinis qui affligent notre espèce ; mais au milieu de ces succès, je n'eus
rien de plus à cœur, que de suivre mon dessein, et de découvrir un spécifique contre la
goutte. J'ai cherché, en dérobant nombre
de victimes à la fureur de cette cruelle maladie, à me consoler de la douleur qu'elle
m'avoit causée par l'enlèvement d'une seule.
J'ai jetté un pont sur l'océan des maux qu'entraîne après lui le plus terrible fléau sorti
de la fatale boëte de Pandore. J'imite cette
tendre mère, qui, pour avoir perdu son fils
au passage d'un fleuve dans un bac, fit au
même endroit, bâtir à ses propres frais un
pont, pour soustraire les mères sensibles
aux regrets éternels qui la déchiroient.

Je fis les premiers essais de mon élixir,
à la Ferté-Milon, lieu de ma naissance, où
j'étois établi, et où j'exercois mon art depuis
plusieurs années, avec la satisfaction d'avoir
acquis dans cette ville l'estime et la confiance
de mes concitoyens. Quelque innocent que
je crusse mon remède, je portai la délicatesse, jusqu'à n'en faire prendre à aucun
malade, avant d'avoir fait mille épreuves sur
moi-même. Assuré de son analogie avec les

principes vitaux, je savois par les propor-
tions que je gardois, pouvoir en user sans
risques. Dans cette persuasion, il n'y a point
d'expériences que je n'aie tentées sur moi,
avant que de l'administrer à d'autres. Tout
convaincu que je fusse de ses excellentes
propriétés, je n'ai rien voulu hasarder sur
autrui. Personne ne l'a jamais pris et ne le
prendra aussi long-temps, aussi fréquemment et à dose aussi forte que je l'ai fait,
sans cependant que j'eusse à me guérir d'aucune indisposition, et sans qu'il m'en soit
survenue aucune de son usage.

En essayant ainsi mon élixir, dont je con-
noissois les qualités, j'avois la plus grande
certitude de n'en point éprouver d'accident ;
mais eussé-je dû en courir quelque danger,
je ne m'en serois pas repenti, car je tien-
drois à gloire pour tout bon citoyen, dans
une connoissance fondée en principes, d'ex-
périmenter courageusement sur lui-même,
un remède qui pourroit être d'une grande
utilité au public. Je trouverois ce procédé
plus généreux, plus philantropique, plus
sage, plus éclairé, que ces dévouemens
superstitieux et inutiles, si vantés pourtant
dans l'histoire Grecque et Romaine.

Si la passion de la renommée a son courage, son héroïsme, l'amour du vrai, l'hu-

manité ont aussi leurs sacrifices. Un physicien pour détruire un préjugé de trois siècles sur le prétendu venin de la tarentule se
fait piquer par plusieurs insectes de cette
espèce , il n'en résulte aucune suite fa-
cheuse , et la hardiesse de son expérience
triomphe d'une erreur aussi fausse qu'alar-
mante. Richman est foudroyé au milieu de
ses expériences sur le tonnerre. L'abbé Fon-
tana brave le poison de la vipère. L'abbé
Spalanzani s'expose aux plus grands périls ,
aux plus cruelles tortures, pour arracher de
son estomac le suc gastrique avec lequel
il veut faire ses expériences sur la digestion.

M. de Thy , comte de Mailly , des acadé-
mies de Madrid , de Harlem , etc. entraîné
par sa passion pour les arts et par le désir
de servir l'humanité à l'étude de la chymie ,
expérimentoit sur lui-même les remèdes qu'il
avoit appris ou découverts. Sa constitution
ne put résister à ces épreuves , et il a été
victime de son zèle , mort digne d'entrer en
parallèle avec celle du prince Léopold, qui
a mérité l'admiration et les regrets de l'Europe entière. Sachons apprécier des efforts
aussi sublimes , quand nous n'aurions pas la
force de les imiter ; payons leur injuste tri-
but de reconnoissance ; et quand les travaux n'offrent point de ces risques immi-

nens, ne soyons pas pour cela indifférens à la constance, à la persévérance des veilles et des recherches des savans. C'est, vu l'innocence de mon remède, le seul mérite auquel j'ai droit de prétendre.

Pleinement assuré par ma propre expérience, de la douceur, de la bonté de mon Elixir, et ne pouvant plus, après les plus fréquentes et les plus longues expériences tentées sans aucun inconvénient, avoir absolument rien à craindre de ses effets. Je ne balançai pas davantage à éprouver sa vertu sur les goutteux qui avoient confiance en moi. Plusieurs guérirent de leurs accès, en moitié moins de temps que de coutume ; ceux qui furent témoins de ces cures, ou qui en entendirent parler, demandèrent le même traitement. Il leur fut aussi favorable. Autre merveille ! Le temps s'écoule, différentes époques ordinairement critiques pour les uns et pour les autres, se passent sans atteintes nouvelles. Ils admirent avec enchantement ce phénomène, ils le publient. Bientôt la connoissance de mon spécifique se répand dans le voisinage, et même à plusieurs lieues à la ronde. De Villers-Cotterets et de Soissons on me demande ce remède, j'en envoie ; et à peine en a-t-on fait usage, que j'en reçois des lettres de remercîmens.

Pendant ce temps, je continue de l'administrer à la Ferté-Milon, toujours avec le même succès. Je guéris une infinité de personnes de la Goutte, du Rhumatisme et de la complication de ces deux maladies, connues sous les noms de *Rhumatisme goutteux*, ou de *Goutte rhumatisante*. Je ne crus pas nécessaire alors de tirer des certificats de guérison, qui, par la proximité des lieux et ma réputation, devenoient notoires. Des intérêts particuliers m'ayant attiré à Châtillon-sur-Marne, j'eus occasion d'y traiter et d'y guérir plusieurs goutteux, ainsi que dans les endroits circonvoisins, entr'autres M. Nacquart, écuyer du roi, demeurant à Orbais en Brie.

La situation de ce malade étoit entièrement désespérée quand je fus mandé. Il y avoit six semaines qu'il étoit entrepris d'une goutte universelle. Il avoit été épuisé par dix saignées, tant de pied que de bras, sans éprouver aucun soulagement, ni aucune diminution des douleurs, qui étoient si vives, qu'il falloit soutenir ses draps par des arceaux. Tous ses voisins, ses amis, le curé même de l'endroit, ne croyoient pouvoir mieux faire dans le triste état où se trouvoit le malade, que de disposer son épouse à recevoir le coup fatal

d'une séparation éternelle de la moitié d'elle-
même. Au milieu de son désespoir, je lui
laissai entrevoir une lueur d'espérance, si
elle vouloit permettre qu'on administrât
mon élixir à son mari. Tout le monde l'en
dissuadoit, objectant quelle auroit toute sa
vie à se reprocher l'imprudence d'avoir
tenté un remède contre toute vraisemblance, et même contre toute possibilité de
succès. La confiance qu'elle avoit en moi
fut long-temps combattue et balancée par
l'opposition de toutes les personnes qui l'en-
vironnoient; enfin je l'emportai. Cette tendre et courageuse épouse confondit par ces
mots, tous les opposans à sa volonté : « Selon
» vous, leur dit-elle, c'en est fait de mon
» mari, abandonné à son mal; vous ne pou-
» vez me le dissimuler. Tous vos discours
» tendent à me préparer à mon malheur.
» Toute espérance m'est ravie en l'aban-
» donnant à son état : au contraire, j'en
» entrevois une, quelque foible qu'elle
» soit, dans un remède offert par un homme
» de l'art, et digne de ma confiance, je ne
» veux, ni ne puis me la ravir ; ma cons-
» cience, mon amour, m'en font un devoir.
« Monsieur, me dit-elle, en se tournant
» vers moi, rien ne me fera repentir de ma
» résolution, tentez tout et soyez sûr de ma

» reconnoissance et de mon approbation ».

A ces mots j'administre mon élixir au malade, qui étoit si affoibli, que s'il n'eût pas été question d'un remède qui se prend à très-petite dose, la chose eût été impossible. Tous les assistans étoient dans une inquiétude et une suspension semblable à celle des courtisans d'Alexandre, lorsque ce prince, malgré l'avertissement qu'il avoit reçu de Parménion qu'on vouloit l'empoisonner, but hardiment la potion que lui présenta Philippe son médecin. Tous les assistans, dis-je, qui s'intéressoient à M. Nacquart, attendoient avec impatience l'issue d'une tentative, selon eux, si téméraire et si inutile. Ils le croyoient tous hors d'état de supporter l'effet du plus doux palliatif, à plus forte raison celui d'un curatif efficace. Ils s'attendoient à la dernière révolution ; mais quel fut leur étonnement, lorsqu'au bout de trois heures, ceux qui avoient eu la constance de rester, virent le goutteux plus animé, plus fort qu'on ne l'avoit vu depuis long-temps, et sa respiration devenue plus libre, faire disparoître l'oppression de poitrine, la suffocation qui menaçoient auparavant de la mort la plus prochaine ? Surpris de ce prodige, ils vont annoncer à ceux qui s'étoient retirés, cet heureux évé-

nement. On ne peut les croire : on vient
soi-même s'assurer du fait, qu'une meilleure situation toujours de plus en plus sensible , confirme solidement.

La Goutte d'universelle qu'elle étoit, devient bientôt régulière. Elle se porte aux
articulations ; et par une douce et abondante
transpiration, ordinaire et principal effet
de mon élixir, l'humeur se dissipe en trois
semaines si parfaitement, M. Nacquart reprend si bien ses forces, qu'à la quatrième ,
il s'en va à sa terre faire ses vendanges. Depuis ce temps, il n'a ressenti aucune atteinte de Goutte , quoiqu'auparavant il y fut
fort sujet. Etant venu à Paris en 1774, et
sachant que j'y étois, son épouse et lui me
firent l'honneur de venir d'un quartier bien
opposé , ayant pris leur logement dans un
hôtel, rue de Sève, fauxbourg **S.** Germain ,
me rendre leur visite, *rue Beauregard*,
n°. 50, porte Saint-Denis. Le mari me donna
un certificat de douze ans de la plus parfaite santé , dont il eût jamais joui ; tous
deux me renouvellèrent les marques d'estime
et de reconnoissance qu'ils m'avoient témoigné lors de la guérison. Je ne sais même qui
des deux démontra plus de joie et de satisfaction de me revoir , et me causa une plus
délicieuse jouissance.

Quelque temps après cette cure, mandé à Meaux en Brie, je traitai encore plusieurs goutteux, qui témoignèrent également en faveur de mon remède.

J'étois encore dans cette ville, lorsqu'une personne de qualité, M. *de Verneuil*, seigneur d'une terre de ce nom, près de *Dormans* en Champagne, ayant appris la guérison étonnante de son parent, M. Nacquart, dont je viens de parler, me fit parvenir 100 livres, me recommandant de lui envoyer quatre flacons de mon élixir, pour les faire employer au soulagement de quelques pauvres, affectés de Rhumatisme, de Goutte, ou tout à-la-fois de l'un et de l'autre. Ce qui réussit à son gré, comme il s'en applaudit et m'en félicita un jour que j'étois à sa table en nombreuse compagnie ; il ajouta même que l'efficacité de mon remède avoit ménagé sa bourse, ayant remarqué, disoit-il, que les années précédentes, il lui en avoit coûté bien davantage pour le traitement palliatif des mêmes pauvres, que mon élixir avoit guéris.

Ces succès m'engagèrent à venir à Paris. Alors je jugeai nécessaire de tirer des magistrats de la Ferté-Milon, un certificat qui attestât la multitude des cures que j'avois faites de la Goutte. Le zèle et la justice de ces respectables personnages, satisfirent pleinement à ma demande. On ne peut guères voir de témoignage aussi favorable, et d'un aussi grand poids. Avec cette pièce authentique, qui seule en valoit un grand nombre, avec plusieurs certificats d'habitans de Meaux, avec quelques lettres de différentes personnes de Soissons, qui m'avoient demandé de mon élixir, et m'avoient témoigné le bien qu'ils en avoient vu, ou éprouvé, entr'autres du médecin ordinaire de monseigneur le duc d'Orléans, M. Petit qui en avoit fait à Soissons quelques heureux essais sur sa gouvernante, et à Villers-Cotterets sur une jardinière du prince, j'arrivai dans la capitale, où je ne fus pas long-temps à mériter et à obtenir un bien plus grand nombre d'autres témoignages de guérisons également certaines.

A la faveur de ces certificats que M. de Sartine, alors lieutenant de police, fit vérifier par M. Legrand, un de ses inspecteurs, qui rapporta que *toutes les cures étoient radicales*, je me sers de ses propres expressions. (On peut s'assurer de ce que j'avance, par le successeur de M. Legrand, M. Paté, qui a eu la complaisance de me lire le rapport de son prédécesseur, et m'a fait offre de procurer la même satisfaction à ceux qui le désireroient). J'obtins donc du plus zélé magistrat et de la commission royale de médecine, la permission d'annoncer et de débiter au public mon Elixir, ce qui me mit plus à même, malgré le préjugé général de l'incurabilité de la Goutte, de traiter et de guérir une infinité de personnes dont je conserve, ainsi que des premiers guéris, les certificats originaux, que je communique à ceux qui désirent les voir. J'en ferai imprimer des copies, avec quelques autres pièces relatives à mon objet.

Je dus à un incident bien singulier la vérification des certificats que je présentai. Un avocat qui croyoit posséder dans un certain vinaigre un spécifique contre la Goutte, avoit apparemment allégué à la police plusieurs guérisons. On envoya un commis pour les vérifier ; et entr'autres cures vraies ou prétendues, celle d'un frotteur de l'hotel d'Esclignac, faubourg S. Honoré, n°. 11. Sur les questions de l'envoyé, le suisse de l'hôtel, dit qu'effectivement le sujet dont on s'informoit, avoit été long-temps malade de la Goutte, qu'il avoit bu du vinaigre en question ; mais que plus de quinze jours après, le dit frotteur se trouvant toujours dans la même situation, un médecin (c'étoit moi-même) l'avoit en moins d'un mois guéri si parfaitement, que ce malheureux avoit repris le travail de son état, et qu'au surplus cet homme alloit rendre compte lui-même de ce qui en étoit. Le frotteur répéta mot pour mot ce qu'avoit dit le suisse. Le commis à qui l'on donna mon adresse, vint me trouver, et m'engagea sur nombre d'autres guérisons qu'il me fut aisé de lui prouver, à demander à la commission royale de médecine, l'approbation de mon remède, et au magistrat la permission de l'annoncer et de le débiter au public, deux choses qui me furent accordées.

Je finirai cette préface en assurant, avec la candeur et la sincérité dont doit se piquer un honnête homme, qu'il est peu de remède aussi benin, et en même-temps aussi efficace en toutes circonstances, que mon Elixir; qu'administré dans toutes sortes de Gouttes et de Rhumatismes, à tout âge, à tout sexe et à tout tempérament, jamais il n'en est résulté le moindre inconvénient; mais toujours au contraire, le soulagement, la guérison, la cure même radicale de ceux qui ont été exacts à l'usage du remède, et au régime prescrit.

La satisfaction unanime que le public a

témoigné à la lecture *du Manuel des Goutteux et des Rhumatistes*, loin de me laisser indifférent sur sa perfection, n'a fait que redoubler mon activité, mon ardeur, mon assiduité, mon attention au travail et aux soins qui peuvent le rendre de plus en plus recommandable. Un accueil aussi universel est un encouragement si flatteur; qu'il n'y a pas de peine qu'on ne doive prendre pour le mériter, et le payer de retour. Je me ferois un crime de priver ceux qui pourroient en profiter, des réflexions intéressantes que j'ai eu lieu de faire à l'occasion de nouvelles expériences. Des maladies aussi graves, souvent aussi compliquées que celles dont on traite ici, peuvent lors-qu'on en fait une étude particulière, pré senter à un observateur les phénomènes les plus curieux. On ne s'étonnera donc pas de voir dans cette édition des détails de cures admirables, et bien des observations utiles. Heureux! très-heureux, si je puis porter cet ouvrage au point de perfection, dont le rend digne l'importance de son objet!

MANUEL

DES GOUTTEUX

ET DES RHUMATISTES.

CHAPITRE PREMIER.

Division de l'Ouvrage.

Donner l'étymologie, la définition et les divers noms de la Goutte ; exposer les sentimens des anciens et des modernes sur son origine, à la suite de quelques notions sur les tempéramens, et d'un article concernant les femmes relativement à cette maladie ; expliquer sa naissance, celle de ses tortures, ses symptômes, ses effets et ses suites ; décrire ses différentes causes, celles du rhumatisme, celles de la complication de ces maux dans le *Rhumatisme goutteux* ou la *Goutte rhumatisante*, celles de leur fréquence actuelle ; déterminer le résultat de ces causes ; démontrer par théorie et par expérience, l'efficacité d'un remède qui détruit ce résultat ; prescrire un régime qui en empêche une nouvelle formation ; joindre à ces connoissances des observations générales et particulières, qui puissent diriger dans les cas les plus rares et les plus extraordinaires ; tel est le plan de ce traité.

Les mêmes motifs qui m'ont déterminé aux éditions précédentes, ne me permettent pas de retarder celle-ci ; je cède aux instances réitérées d'un grand nombre de personnes guéries par mon élixir, et de beaucoup d'autres qui désirent de l'être, mais qui craignent de prendre ce remède sans des instructions préliminaires. Résister à celles qui le prônent, seroit défaut de reconnoissance ; ne pas satisfaire celles que le doute, la défiance, ou l'incrédulité éloigneroit de l'usage de mon spécifique, et les priveroit de la guérison de leurs maux, seroit inhumanité. D'après ces considérations, je me suis décidé à redonner cet ouvrage, il n'est pas d'une ame sensible de refuser, de différer même le bien qui est en sa puissance. Le pouvoir de l'exécuter, devient un engagement que pour sa propre satisfaction, tout philantrope ne peut remplir avec trop de promptitude. Je ne retarderai donc pas le paiement d'une dette dont l'acquit m'est si agréable.

CHAPITRE

CHAPITRE II.

Division de la Goutte, étymologie de ce mot, définition de cette maladie, ses différens noms.

On peut diviser la Goutte en *constitutionnelle* et *accidentelle*.

La Goutte *constitutionnelle*, comme on peut l'entendre par l'expression même, est celle qui doit son origine au vice de la constitution des sujets ordinairement foibles et délicats. Malheur à ceux qui naissent avec une si fâcheuse disposition. C'est cette cause, presque toujours inconnue, qui fait tant de victimes innocentes de ce mal cruel, qu'ont peine à soupçonner, ceux qui ne se le sont attiré par aucune inconduite. Cette Goutte heureusement est assez rare.

La Goutte *accidentelle* au contraire, soit *acquise, soit héréditaire*, très-commune, et dépendante de plusieurs causes particulières au tempérament, à l'âge, et aux circonstances, est celle à laquelle sont exposés les tempéramens les plus robustes et les plus vigoureux, si, comme il ne leur arrive que trop , il s'abandonnent aux divers excès, dont nous parlerons. Répréhensibles dans leur conduite, ils doivent s'en attribuer la faute , et non la rejetter sur les penchans les plus dominans , que la raison doit et peut toujours régler et modérer.

L'étymologie que le docteur Liger donne du mot *Goutte* , est assez plausible. Comme il y a eu, dit il , un temps où l'on croyoit que toutes les maladies étoient occasionnées par des fluxions ou des eaux qui tomboient goutte à goutte sur la partie affligée ; que lors de la basse latinité , on désignoit ces fluxions par le mot *Goutte* , les Français ont employé ce terme pour désigner la maladie dont il sagit.

Abstraction faite de ses divers modes, je crois qu'on peut définir *l'Arthritis* ou la *Goutte* une maladie des articulations, qui , selon l'abondance ou l'exaltation de l'humeur, forme un dépôt , ou une tumeur de différent volume , sans suppuration,

Ne cherchons point dans les épithètes multipliées de la Goutte, une connoissance de son origine, elles ne font que nous désigner les parties qu'elle afflige , ou la manière dont elles sont affectées. Ainsi on appelle *d'entagre* , celle qui tombe sur les dents ; *omargre* , celle qui occupe les épaules ; *onagre*, celle qui gêne le coude ; *courbature*, celle qui affecte les unes ou les autres vertèbres depuis la nuque jusqu'au coxis, les côtes, les clavicules et les omoplates ; *chiragre*, celle qui s'empare des mains ; *gonagre*, celle qui tient les genoux ; *podagre*, celle qui nous lie les pieds ; *sciatique*, celle qui embarrasse les jointures des cuisses à l'endroit de l'os ischion ; *sereine*, celle qui attaque, et souvent fait perdre la vue, sans aucun vice remarquable dans l'œil, si ce n'est que la prunelle paroit plus grande et plus noire.

La Goutte *crampe*, est une convulsion soudaine et douloureuse du nerf de la jambe, mais de peu de durée. La *blanche*, ou *chlorotique*, attaque les jeunes personnes du sexe non-réglées, ou nées de parens goutteux ; la *scorbutique*, la *vérolique*, la *mélancholique*, l'*asmatique*, la *rachialdique*, la *psorique*, l'*exantémateuses*, la *dartreuse*, la *scrophuleuse*, la *rachitique*, la *pulmonique*, et nombre d'autres que je pourrois nommer, succèdent ou s'associent aux maladies connues sous ces qualifications, et on peut en compter presque autant de sortes qu'il y a d'affections vicieuses auxquelles la Goutte peut succéder ou s'allier, application qui se peut faire au rhumatisme, autre Protée presque aussi redoutable et aussi dangereux.

L'universelle, comme le mot le fait entendre, moleste à-la-fois, tous les articles et par correspondance toute l'habitude du corps. On nomme Goutte *remontée* ou *rétrograde*, celle qui des extrémités se transporte sur les principaux viscères, parce que la nature n'étant point assez forte pour pousser la fluxion sur les parties éloignées du centre des plus nobles et des plus nécessaires à la vie, l'humeur se jette sur elles, et menace de la mort.

La Goutte *froide*, n'est qu'un *œdème*; la Goutte *chaude* se manifeste par une enflure, dit-on, de *couleur rose*, mais dont la sensation est aussi lancinante, aussi déchirante, aussi intolérable, qu'est douce, suave et agréable celle du parfum délicieux de la reine des fleurs. L'on peut en dire autant de la *Goutte rose* elle-même, qui est aussi hideuse, que son nom est charmant. C'est une maladie qui vient au nez, aux joues, souvent par tout le visage, avec ou sans tumeurs, et quelquefois avec des croutes et pustules plus grandes en hiver qu'en été. Elle vient de certaines humeurs salées et adustes.

La Goutte *exquise*, terme d'un beau

choix , pour exprimer l'horreur d'un si grand mal, est la Goutte ordinaire, c'est-à-dire, pour parler cathégoriquement, la Goutte *propre* ou *proprement dite*, la Goutte par excellence, en un mot, celle qui ne vient d'aucune maladie. La *symptomatique*, dite autrement d'un nom moins décent, la *bâtarde*, tire sa naissance d'une autre affection. Ces deux dernières sont *régulières* ou *irrégulières*.

La régulière attaquant d'une manière uniforme, ne se déplace point d'un article pour se porter sur un autre ; l'irrégulière, ou vague, attaquant sans se fixer, tantôt une articulation, tantôt une autre, n'ayant aucunes places déterminées, en parcoure de différentes, se porte quelquefois sur d'autres parties que les articles , et souvent sur les plus essentielles.

L'anomale, comme qui diroit sans nom, ainsi appelée sans doute, parce que simulant toutes les maladies , et n'ayant point de nom propre, elle prend, ou l'on lui donne celui de l'affection quelle simule, se déguise sous les symptômes les plus divers, trompe les plus habiles médecins, et sur-tout lorsqu'elle paroît pour la première fois. La *périodique*, revient à des époques fixes, la *Goute nouée* se montre chargée de tumeurs,

de kistes , de nœuds dans les capsules articulaires qui se trouvent remplies d'une matière gypseuse , semblable à de la craie ou
à de l'amidon , ce qui ordinairement la
suppose invétérée. *L'héréditaire* nous est
transmise médiatement ou immédiatement
par nos parens , réservons pour la clôture,
la *mignarde* , épithète galante et si pittores-
que qu'elle fait image. Elle nous peint une
Goutte qui nous cajole par de courtes, de
légères, et pour ainsi dire, d'imperceptibles
douleurs. Vous me croyez au bout des di-
visions et subdivisions de la Goutte ? point
du tout ; mais je vous en fais grace , ainsi que
de celles du rhumatisme , qui sont à-peu-près
les mêmes. Je passe à un point plus important,
la connoissance de leurs causes qui se ressemblent encore tellement , que faire connoître les unes, c'est faire connoître les autres.

CHAPITE III.

*Sentimens des anciens et des modernes
sur les causes de la Goutte.*

Avant de mettre au jour mes idées sur cet objet, je ne saurois me dispenser de donner un précis de celles des auteurs tant anciens que modernes, dans lesquelles rentreront infailliblement quelques-unes des miennes.

Hypocrate regarde comme la cause de la Goutte, le mélange de la bile et de la pituite, qui, après avoir été mises en mouvement, se déposent dans les articulations. Selon ce grand homme, rien n'est plus capable de produire ce mal, que les crudités de l'estomach, l'intempérance dans le boire et dans le manger, l'oisiveté, le défaut d'exercice, et il insiste fortement sur l'usage trop fréquent de l'acte vénérien. Il conseille l'abstinence, la tempérance, l'exercice du corps pour anéantir les causes éloignées, et prévenir la surabondance des humeurs. Que de lumière et de vérité dans cette théorie ! Combien elle l'emporte sur' nombre d'opinions nouvelles !

B 4

Galien au contraire, a pensé que cette
maladie étoit occasionnée par une fluxion
sur les parties affligées, et il rejette totalement l'acrimonie des humeurs, qui ne
peut avoir lieu, selon lui, que par la sécheresse incompatible, dit-il, avec la
Goutte ; c'est une erreur. Car on voit souvent l'acrimonie et la sécheresse dominer
dans la Goutte et le Rhumatisme, particulièrement chez les personnes maigres, et
ces sinistres symptômes annoncent les douleurs les plus vives, les plus profondes,
les plus longues et les plus rebelles à la
guérison. Il rejette également la foiblesse
des articulations, et il y a substitué pour
cause prochaine la pléthore de différentes
humeurs. Ce sentiment a prévalu long-
temps ; il a même été adopté par Oribase,
Aëtius, Paul OEginette, et par Alexandre
de Tralle, qui tous ont été successeurs du
célèbre commentateur du père de la médecine.

Paracelse, non moins opposé à Galien
que celui-ci à Hypocrate, a prétendu que
la Goutte n'étoit autre chose que l'acrimonie de la synovie, dans laquelle il l'a fait
résider. Il auroit dû au moins y joindre l'é-
paississement de cette humeur.

Vanhelmont, disciple de Paracelse, marchant à tâtons et d'un pas chancelant dans le chemin qui peut nous mener à la vraie connoissance de la Goutte , dit que le caractère de cette maladie est dans la semence comme dans une première vie, dans laquelle il dort jusqu'au premier accès , ainsi que fait l'hirondelle dans son nid. Ce caractère , poursuit-il , est une acidité, qui, quoique renfermée dans le sperme ne l'affecte point , parce que la nature fait tous ses efforts pour maintenir cette humeur dans sa perfection. C'est pourquoi elle se fait sentir dans les humeurs synoviales, qui sont les plus analogues à la semence , et avec lesquelles cette accidité doit avoir plus d'affinité. La contradiction du sentiment de cet auteur est plus que suffisante pour prévenir du peu de fondement que l'en y doit faire.

Sennert , qui admet pareillement une acidité pour cause de la Goutte , n'en critique pas moins le sentiment de Paracelse , et y substitue l'effervescence de la synovie par un acide vitriolique tiré des plantes , caractère qu'on n'a pas encore reconnu dans ces substances.

Fernel donne pour cause de la Goutte, la pituite soit interne , soit externe , ou seulement l'une ou l'autre. La première a sa source dans les parties internes de la tête, l'autre dans les externes. Mais comment présumer que la pituite intérieure ou extérieure du crâne, qui résidoit dans un endroit si sensible, sans y causer de douleurs, passe aux articles les plus éloignés, les moins sensibles, y cause de si cruelles tortures, et s'y amasse quelquefois en si grande quantité, qu'une capacité quadruple de la tête ne pourroit la contenir? Aussi ce sentiment a-t-il été bien combattu; d'ailleurs il n'a presque rien de nouveau, quant à la cause matérielle puisqu'il rentre en partie, à cet égard, dans l'opinion d'Hypocrate.

Rivière veut que la Goutte dépende d'un sel acide et corrosif, inné dans le sang, et qui s'en sépare pour enfiler les veines lymphatiques, et leur communiquer ces qualités, qui sont les causes des douleurs et des tiraillemens que les goutteux éprouvent. Il s'ensuivroit de cette opinion, que la Goutte seroit une maladie naturelle et commune à tout le genre humain; assertion d'une fausseté évidente.

Sydenham pense que la Goutte prend son origine dans l'estomach. Ceci n'est qu'en indiquer le siége et non pas le principe.

Willis l'attribue à certains levains; à la

foiblesse des viscères ; à un appauvrissement
du sang. Ces causes ne sont que trop souvent
réelles ; mais sont-elles les seules qui puissent engendrer ce mal ?

Boherhaave prétend que cette maladie
a pour cause prochaine, un vice dans les
parties nerveuses les moins considérables
dans leurs volumes, et dans les humeurs qui
les arrosent. Il fait consister le vice qu'il
attribue aux humeurs dans une acrimonie
et une ténacité qui leur est étrangère ;
celui des parties solides dans une trop
grande rigidité, et il y joint le trop petit
diamètre des vaisseaux ; c'est plutôt expliquer l'effet que la cause de ce mal.

M. Liger avance que l'unique principe
de la Goutte, est le résidu des boissons
et des alimens, qui contiennent beaucoup
de mucilage ; qu'il n'est pas besoin qu'on
ait donné dans les excès pour contracter
cette maladie ; que cette cause, sans en
excepter aucun, rend suffisamment raison
des différens phénomènes qui l'accompagnent ; qu'en outre cette cause a l'avantage de pouvoir être connue de tout le
monde. Ce système, aussi ingénieux que
lucide, est porté jusqu'à la démonstration pour prouver que la surabondance
du suc mucilagineux des alimens, peut

être une cause de la Goutte ; mais non pas pour convaincre qu'elle est la seule et l'unique, selon la prétention de l'auteur.

Voici une opinion encore plus récente et peut-être non moins imaginaire que la précédente. Selon son auteur, la conformité entre la Goutte et la gravelle, ainsi que leur réunion fréquente, l'a engagé à penser qu'elles viennent de la même cause. Les remèdes qui, utiles dans l'une, sont salutaires dans l'autre, l'ont confirmé dans cette supposition. Des recherches ultérieures l'ont convaincu qu'elles dépendent des mêmes circonstances ; qu'on peut les prévenir par les mêmes moyens et guérir par les mêmes remèdes ; et quant à sa théorie sur leur formation, il décide qu'une quantité contre naturelle de terre calcaire, est la cause de ces deux maladies : en conséquence il s'attache à indiquer de quelle manière une quantité suffisante de matière calcaire peut être portée dans le torrent des humeurs. Cette théorie plaira plus aux chymistes qu'aux médecins, qui ne doivent pas se contenter de pures probabilités.

Suivant M. Desault, un des médecins qui aient le mieux raisonné de la Goutte, la cause de cette maladie est une transpiration arrêtée et corrompue. Nous établissons, dit-il, la cause de ce mal dans la peau. Cette partie du corps humain devenue dure et ridée par le penchant de l'âge, ou obstruée par les fautes qui procurent ce mal (lesquelles nous démontrerons toutes propres à diminuer l'insensible transpiration), ses tuyaux excrétoires sont la plupart sans usage, la matière qu'ils versoient est retenue peu à peu, elle circule avec le sang et les autres liqueurs, se mêle avec la lymphe, que la nature fait couler dans les articulations; parvenue à un certain dégré, elle force le diamètre des tuyaux excrétoires de cette lymphe, picote par sa salure, par son âcreté les membranes, les tendons qui y aboutissent, et cause cette vive douleur que nous appelons *Goutte*. L'auteur ne pouvoit rien dire de plus juste, s'il ne s'étoit pas restreint à cette seule cause.

M. Ponsart, qui pense à-peu-près de même, prétend que la vraie cause de la Goutte, existe dans toute l'habitude du corps ; que c'est de la diminution du calibre des vaisseaux excréteurs de la peau et de la transpiration séquestrée et interceptée, que dépend cette maladie. Cette opinion a de même que la précédente, dans laquelle elle rentre, le défaut d'être trop restreinte.

Il n'est rien qu'on n'ait imaginé pour déterminer quelle est la nature de l'humeur goutteuse, et détruire en conséquence les effets de cette maladie. Les uns ont supposé qu'elle étoit un mélange de différentes humeurs excrémenteuses, discordantes par leurs qualités et leurs usages; d'autres ont cru que c'étoit une collection de divers fluides étrangers, tous hétérogènes, et propres par leur union, à ne pouvoir causer que ce mal. Quelques-uns assurent que c'est une combinaison de sels subtils et pénétrans. Hoffmann lui-même dit que le sel de tartre ou l'acide tartareux, existe dans le sang des goutteux, et qu'il est la cause principale de l'affection arthritique. Il cite, pour le prouver, les analyses que plusieurs médecins ont faites sur les concrétions pierreuses, tirées des jointures des goutteux, sur leurs excrémens, leur salive, leur urine, etc. Il est enfin si bien persuadé de ce fait, qu'il dit que le tartre du vin est la matière première de l'humeur de la Goutte.

Le célèbre Baynard a démontré par ses expériences sur les urines, qu'il s'y trouvoit une troisième partie d'un sel alkali; d'où il conclut que ce sel âpre, aigu, piquant, retenu dans le sang, au moyen d'une humeur pituiteuse et gluante venant à se développer à la première occasion, cause des douleurs, soit dans les articulations, soit dans les membranes, les tendons, les ligamens; or, poursuit-il, c'est de la qualité et de la quantité de ces sels, que les accès de Goutte se manifestent. Cette opinion est assez plausible.

Un auteur anglais, dans un ouvrage anonyme, avance que le calcul et la Goutte tirent leur origine d'un acide qui surabonde dans les humeurs; aussi prétend-t-il, que pour s'en préserver, de même que pour s'en guérir, il faut éviter les acides et les alimens qui, dans un estomach foible, peuvent par la fermentation, tourner à cette qualité, et qu'on doit faire un usage abondant et continué des absorbans et des alkalins.

Enfin, il n'y a pas de suppositions que l'on n'ait imaginées pour caractériser la nature de l'humeur goutteuse. On peut juger par-là de la nécessité de les réduire à quelques genres qui embrassent toutes celles qu'on a faites jusqu'à présent et qu'on pourroit faire à l'avenir. C'est ce qu'on verra dans mon détail des causes.

CHAPITRE IV.

Des Tempéramens.

Aprés toutes les belles définitions des tempéramens ; aprés toutes les subtiles distinctions qu'en ont donné les anciens et les modernes, comme de composés qu'on pourroit analyser, un vrai observateur sent toute la futilité de ces notions vagues, par lesquelles ils croient caractériser ce qu'ils ignorent absolument, et ce qu'il est hors de la portée de l'homme de juger, que par des apparences qui nous voilent mille ressorts dont la moindre cause peut accroître où détruire la force et l'activité. J'oserois avancer qu'il n'y a pas de tempérament *naturel*. Pour qu'il pût y en avoir, il faudroit que notre formation ne dépendît entièrement que de causes physiques, comme celle d'une plante. Mais au contraire nous sommes le produit du goût, des fantaisies, des caprices, des passions de nos mères. L'influence de leur conduite sur leur propre santé, frappe par contre coup sur l'enfant qu'elles portent dans leur sein. A notre naissance , le régime auquel nous sommes soumis par elles ou par les nourices qu'elles nous donnent , établit notre constitution. Enfin, ne la formons-nous pas , ne la varions - nous pas nous-mêmes , au gré de nos affections bonnes ou mauvaises , quand nous sommes en puissance de nos actions ? Comment pourroit-on après cela regarder comme un résultat physique , nécessaire et déterminé, ce qui procède de causes si diverses , si variables et si arbitraires? C'est-là ce qui rend si difficile l'appréciation de chaque tempérament, qui consiste dans la disposition particulière du corps , produite par la combinaison des principes et des modes dont il est composé. Quoi qu'il en soit, donnons-en les notions les plus justes possibles.

Ce mot *tempérament* au physique, signifie une combinaison de qualités d'humeurs , et au moral , un mélange d'affections , de passions qui se combattent , se balancent , se tempèrent les unes les autres, sans un équilibre absolument exact, qui , s'il existoit, formeroit dans les deux ordres , le tempérament parfait , hypothèse frivole , chimère idéale.

L'économie animale n'est autre chose

qu'un assemblage de solides et de fluides. Du défaut d'équilibre entre ces deux substances , doit nécessairement provenir quelque affection opposée à la parfaite santé.

Lorsque cette dernière est dans sa plus grande vigueur, les nuances prédominantes *de sec , d'humide, de froid* ou de *chaud,* constituent ce que nous appelons *les tempéramens.* (1) Ces différences bien établies , font que chaque individu exige des attentions particulières dans le traitement des maux auxquels il est sujet.

Pour distinguer avec plus de facilité les cas qui se présentent dans la pratique de

---

(1) S'il en existoit un absolument parfait , aucune de ces diverses qualités n'y dominéroit selon l'idée que Galien nous en donne. Un homme , dit-il , qui auroit ce tempérament ne seroit ni trop grand, ni trop petit ; il ne seroit ni trop gros, ni trop grêle ; on ne sentiroit point en le touchant trop de dureté dans ses muscles , on n'y sentiroit point trop de mollesse ; une fraîcheur douce et humide, occuperoit l'habitude de son corps ; son esprit ne seroit ni téméraire ni timide, il tiendroit un juste milieu entre la précipitation et la lenteur , la compassion et la justice ; il aimeroit ses amis, seroit prudent , mangeroit et boiroit modérément ; son teint vif et animé, répondroit à l'habitude de son corps ; il dormiroit bien et veilleroit avec activité. Quel est le mortel heureux qui réunisse tous ces avantages ? C'est le phénix de la fable, il est encore à naître.

la médecine, les gens de l'art ont classé ces diveres qualités, si susceptibles d'ailleurs de se combiner à l'infini, et les ont réduites à quatre principales, lesquelles forment les quatre *tempéramens exquis*, savoir :

1°. Le bilieux, résultant du chaud et du sec.

2o. Le mélancolique, qui est dû au froid et au sec.

3o. Le phlegmatique, qui est composé du froid et de l'humide.

4°. Le sanguin, qui provient du chaud et de l'humide.

On dispute dans les écoles, si le *tempéra-ment* comprend proprement les quatre premières qualités, ou si l'altération que souffrent ces qualités par l'action réciproque qu'elles ont les unes sur les autres, ne les détruit pas entièrement, ensorte qu'il en resulte une cinquième qualité simple.

La question paroît résolue par la seule observation qu'un mixte, ou chacun des élémens qui le compose, reste ce qu'il est, et ne peut être simple. Mixte et simple sont deux termes qui impliquent contradiction; et quand les élémens de ce mixte, seroient si bien confondus qu'ils sembleroient ne faire qu'un, ce seroit seulement un tout bien modifié, bien combiné de diverses essences, mais non une unité de substance simple, puisque nul être ne peut perdre son essence qui reste en tout état de cause, ce quelle doit être alors. L'air, l'eau, la terre et le feu, par exemple ; si bien mêlés qu'ils soient ensemble, n'en demeurent pas moins ce qu'ils étoient isolément et avant leur mélange, puisqu'en les épurant on les retrouve doués de toutes leurs qualités. Ainsi en est-il des passions, quant au caractère ou tempérament moral. Il n'y a en tout cela, qu'un aggrégat de principes, un ensemble de variétés, et non un être, ni un mode simple.

Nous aurons rempli notre tâche, si nous parvenons à démontrer dans cette section que les quatre états primitifs des divers tempéramens, peuvent indistinctement devenir par eux-mêmes la cause de la Goutte, du Rhumatisme, et quelquefois de tous les deux ensemble. Cela nous paroît d'autant plus facile, qu'il ne faut que réfléchir un instant à leur influence pour concevoir que tous les tempéramens, par cela même qu'aucun d'eux n'est et ne peut être parfait, sont autant de maladies effectives. Une personne, de quelque cons-

titution qu'elle soit, à en elle-même les semences d'une maladie réelle, parce que
chaque tempérament particulier, suppose
toujours que certaines secrétions sont en
plus ou en moins grande proportion
qu'il ne convient. Entrons en détail.

On reconnoît les personnes chez qui le
tempérament bilieux prédomine, à la couleur jaune qui est répandue sur toute
l'habitude de leur corps ; à la sécheresse
de la peau, assez souvent couverte de poils
noirs ; à la maigreur ; à la dureté des chairs ;
à la grosseur des veines. Chez elles les
muscles sont mieux prononcés, le poulx
est vif, et bat avec une certaine roideur ;
elles sont d'une grande sensibilité, ingé-
nieuses ; irritables et sur-tout irrascibles.

Avec une constitution de cette espèce,
on a le plus grand besoin de toute la lymphe, de toutes les sérosités qui roulent
dans le torrent de la circulation. Pour peu
qu'il se perde de ces liqueurs qui servent
à abreuver la fibre, à étendre, à délayer les
viscosités, les parties terreuses se rapprochent, se condensent, s'arrêtent, forment
des obstacles, et les forces diminuent. Alors
les digestions ne se font plus, la rosée universelle, premier mobile de la souplesse
et de l'agilité, est suspendue, interceptée

les membranes, les aponevroses se dessèchent, se racornissent, et le Rhumatisme
se manifeste.

Lorsque la sécheresse est portée au point
que les sucs épaissis ne peuvent point pénétrer jusques dans les vaisseaux capillaires
du tissu adipeux, il en résulte une oblitération sensible de tous les filtres superficiels, la texture de la peau devient de
proche en proche imperméable, et bientôt
la détérioration des liqueurs donne naissance à des empâtemens, à des concrétions goutteuses.

Un air *méditabond*, un goût décidé
pour la solitude, un abord froid et taci-
turne, sont le caractère indélébile du
tempérament mélancholique. On trouve
en pareil cas la peau lisse, basannée,
les vaisseaux serrés et forts. Les liqueurs
sont denses, tenaces et visqueuses. D'un
autre côté les sujets sont maigres et desséchés, très-susceptibles de crainte, de
tristesse, et singulièrement portés à la
rancune.

On sent d'après un pareil tableau, combien les fonctions doivent se faire impar-
faitement, et combien la lenteur de la
circulation dispose les humeurs aux engorgemens ; aussi les mélancholiques sont-

ils exposés à des maladies longues et graves, que l'absence de la fièvre si nécessaire pour les terminer, rend encore plus
difficiles à guérir. Ce tempérament réunit, comme on le voit, toutes les con-
ditions les plus propres à développer la
Goutte et le Rhumatisme. C'est pourquoi,
lorsque ces maladies se sont une fois ma-
nifestées sur des constitutions de cette
nature, on éprouve des difficultés bien
faites pour décourager le malade et le
médecin, quand il s'agit de travailler à les
détruire. Mon élixir lui-même, quoiqu'a-
gissant avec la plus grande énergie, demande ici bien plus de persévérance de
la part des personnes qui en font usage.
Elles doivent le prendre moins fréquemment, et moins de jours de suite que les
personnes d'un autre tempérament ; mais
elles doivent le continuer plus long-temps.

Le tempérament phlegmatique est très-
aisé à reconnoître. Il présente des chairs
grasses et molles. La peau est d'un blanc
fade, parsemé de poils fins, plus ou moins
blonds. Les yeux sont bleus. La grande
quantité d'eau dont il est accompagné,
fait que la transpiration abonde considérablement. La lenteur et, qui plus est, la
paresse, sont l'appanage le plus ordinaire

des phlegmatiques ; aussi avec peu de passions ont-ils presque toujours très-peu d'esprit.

Ne semble-t-il pas que la nature en formant ce tempérament , se soit plu à le douer de toutes les qualités nécessaires au développement des affections goutteuses et rhumatiques ? On a dit , il y a long-temps , que rien n'est plus susceptible de se condenser que les liqueurs animales , pour peu qu'elles restent en stagnation. Les pores réticulaires des phlegmatiques étant sans cesse abreuvés, se trouvent toujours souples, et n'offrent point de résistance aux humeurs secrétoires qui se portent au dehors , avec d'autant plus de facilité qu'elles se trouvent en très-grande abondance. A la moindre irritation, au moindre érétisme , au moindre froid qui resserre la surface de la peau, la matière perspirable rétrograde , reflue dans l'intérieur, et produit la Goutte ou le Rhumatisme , toujours respectivement à la place où l'humeur va se loger.

La santé brillante dont jouissent les personnes qui sont d'un tempérament sanguin, fait qu'on peut le regarder comme celui qui approche le plus de la perfection. L'harmonie qui règne continuellement

dans

dans le jeu des organes, l'empire réciproque qu'ils exercent les uns sur les autres, entretient sans cesse chez les sanguins un teint couleur de rose, une peau très-blanche, couverte de poils fins, blonds ou bruns, des chairs fermes, des veines bleues; en un mot, un ensemble qui prouve combien toutes les fonctions se font avec facilité et avec avantage. Ils sont forts, lestes, vigoureux et très-vifs; le feu pétille dans leur regard. Ils s'emportent aisément; mais leurs impatiences ne sont qu'un trait de flamme qui paroît et s'éclipse presqu'en même-temps. En général, ils sont d'un commerce agréable, doux, honnêtes et prévenans dans la société.

On croiroit sans doute que celui qui, par une faveur spéciale du ciel, a reçu un pareil présent, devroit être constamment à l'abri de tous les maux physiques qui assiégent l'espèce humaine. Hé bien! plus l'équilibre est parfait, plus il est facile à rompre: Il est prouvé par une trop fatale expérience, que plus les personnes d'un tempérament sanguin, sont constituées avantageusement, plus aussi leur individu est exposé à des accidens fâcheux. Le mauvais régime, les exercices violens auxquels elles sont très-portées, l'influence des météores, les affectent d'autant plus, qu'elles sont disposées par leur *discrasie* à en ressentir la moindre impression. Tout jusqu'aux plus légères passions de l'ame, est capable de les rendre malades, dans des circonstances mêmes où tout autre tempérament ne seroit point affecté d'une manière sensible. Les alimens chauds dont elles peuvent abuser, ou toute autre cause produisant pareil effet, recuisent les sucs alimentaires, déterminent des obstructions, et enfantent la Goutte ou le Rhumatisme avec cette facilité, que laisse entrevoir et pressentir le jeu prompt et vibratil de leurs viscères. Elles sentent leurs maux, et sur-tout ceux qui font l'objet de ce traité, bien plus fortement que les autres constitutions. Le seul avantage qu'elles aient, c'est de les voir finir bien plus vîte.

Malgré la division reçue, il est très-rare de rencontrer ces tempéramens isolés ; au contraire ils forment quelquefois, par leur assemblage, des monstruosités très-embarrassantes dans la pratique de la médecine ; cela arrive sur-tout, lorsque la délicatesse du genre nerveux vient se mettre de la partie, ce qui occasionne des désordres, qui, non-seulement cachent aux yeux des mieux exercés, les signes qui caractèrisent la constitution prédominante du sujet , et empêchent l'homme de l'art de se fixer sur le point le plus essentiel du traitement , mais même le font donner dans le piège qu'ils avoient semblé lui tendre par la manière obscure dont ils s'étoient présentés. Alors le médecin tombe de méprise en méprise , de chûte en chûte , et précipite son malade au tombeau.

On est forcé de convenir , d'après ce que nous venons de dire , que le plus ou moins de *sec* , d'*humide* , de *froid* ou de *chaud* , sont seuls capables de développer la matière goutteuse , et dès-lors , on ne sauroit nous contester qu'elle ne puisse être *acquise* dans sa cause seconde , même lorsqu'elle est *héréditaire* , et qu'elle n'est point toujours *innée* dans les liqueurs animales , ainsi qu'on l'a cru trop légèrement jusqu'ici. Rappelons , à ce sujet à nos lecteurs , comme une preuve incontestable de notre assertion, ce qu'ils savent aussi pertinemment que nous, qu'il n'y a aucun *herbivore* qui en soit attaqué. Ce seul fait servira à les convaincre , qu'elle vient, de si loin que ce soit , du mauvais régime ou d'autres circonstances accidentelles , peut-être évitables , peut-être constitutionnelles et inévitables à notre espèce ; pensons d'abord au beau sexe.

CHAPITRE V.

D'où viennent la Goutte et le Rhumatisme chez les femmes ?

Dans un âge encore tendre, la fibre élémentaire, susceptible par sa nature du développement auquel elle est destinée, se prête aux mouvemens de flexion qui lui sont imprimés par le courant rapide des liquides : leur réaction sur les vaisseaux, fait que ces derniers les chassent avec force sur les parties qui offrent moins de résistance ; et lorsque l'instant marqué par la nature arrive, on voit paroître le flux menstruel, qui annonce dans les femmes leur aptitude à reproduire leur semblable. Alors les roses se montrent sur la figure de ce sexe charmant, la gorge prend une forme plus consistante, et les désirs la suivent de près. Les vaisseaux vermiculaires répandus dans toute la texture de la matrice, se r'ouvrent et s'oblitèrent alternativement tous les mois, et laissent écouler le superflu du sang, qui retenu dans ses couloirs deviendroit nuisible au bien-être. C'est ainsi que pendant trente années de sa vie , la femme est sujette douze fois l'an , à une incommodité sans laquelle le désordre seroit bientôt porté à son comble, et occasionneroit des accidens graves , auxquels toutes les ressources de la médecine ne pourroient obvier , qu'en la rappelant, lorsqu'elle a été supprimée par quelque cause que ce puisse être , abstraction faite néanmoins de la grossesse, car le fœtus l'absorbe pour sa nourriture , pendant le temps qu'il est renfermé dans le sein de sa mère : aussi le sang contracte-t il une tendance si forte vers cet organe, que lorsque la cessation des règles approche, les obstacles qui les empêchent de s'effectuer, font naître des maux de cœur, des dégoûts, des étouffemens, des étourdissemens, des assoupissemens, des suffocations, des apoplexies , des douleurs de reins , quelquefois des hémorragies considérables, qu'on n'arrête qu'avec la plus grande difficulté, et qu'il seroit dangereux de supprimer trop tôt.

Parmi les affections qui surviennent, lorsque le flux menstruel commence à se déranger, il ne faut pas oublier la Goutte et le Rhumatisme. Outre que l'expérience journalière ne nous apprend malheureusement que trop combien les femmes y

sont exposées , en jetant un coup - d'œil
sur ce qui se passe , lorsque les liqueurs
animales sont en stagnation sur quelque partie , c'est-à-dire lorsqu'elles ne circulent
point librement , on sentira avec quelle
facilité elles peuvent produire ces deux
maladies chez le sexe, quand il approche
de son retour.

' Qu'on prenne du sang , par exemple,
qu'on le laisse quelque temps séjourner
dans un vase, la partie blanche se sépare
de la partie rouge , toutes les deux se
figent chacune de leur côté , et la coagulation se porte au point qu'elle parvien-
droit jusqu'à la dureté , pour peu qu'on
voulut encore attendre. La même chose
se manifeste lorsque la progression de
cette liqueur se trouve suspendue ou seulement diminuée dans le système vasculaire, ce qui donne bientôt naissance à
des empâtemens , à une gêne , à une contrainte dans les articles , à l'inflammation ,
à la douleur que suivent de très-près la
Goutte et le Rhumatisme

C'est à ces principes simples et aisés à
démontrer, que se réduit la formation de
cette cruelle maladie chez des individus ,
qui seuls sembleroient devoir en être
exempts, par la raison qui les y expose
plus particulièrement , ce qui nous ramène

à l'idée affligeante , que nous pouvons rencontrer la perte de la santé dans les moyens créés pour en maintenir la durée , dès qu'il y a dérangement dans les fonctions.

On peut ajouter aux causes que nous venons d'exposer de la Goutte chez les femmes, le défaut d'exercice ; il faut leur dire et leur répéter , que les soins du ménage , pour celles qui s'en occupent , peuvent bien les distraire de leurs travaux à l'éguille , mais non leur tenir lieu d'exercice en plein air. On en voit se mouvoir, s'agiter du matin au soir dans leurs maisons, et cependant être attaquées des maladies qui sont dues à la vie sédentaire et à l'inaction. C'est qu'elles ne jouissent pas du changement d'air ; c'est que leurs mouvemens circonscrits, n'ayant pas le développ'ment que détermine la marche ou la promenade , ne portent pas dans les viscères et dans les organes la circulation , la vie dont ils ont besoin pour remplir leurs fonctions ; c'est qu'elles ne sont pas égayées , ranimées par une succession d'idés nouvelles , qu'offrent les objets variés qui se présentent sans cesse à la vue quand on est en course ou hors de chez soi, et que trop souvent elles sont ennuyées, excédées de faire et refaire

des choses qui se répétent tous les jours.
Ainsi ces femmes respectables ne font que
se fatiguer en pure perte, et ce qu'elles
appellent leur exercice journalier, bien
loin de leur être utile, ne fait que concourir, avec leurs travaux sédentaires, à les
plonger dans des maladies dont il est rare
qu'elles guérissent.

S'il y a quelques femmes, car malheureusement cela ne regarde pas le grand
nombre, qui se portent assez bien sans
prendre de mouvement, c'est dit M. Tissot,
qu'elles ont d'autres secours, qui, chez
elles, facilitent la circulation; c'est que
la nature les a rendues plus susceptibles
de sensations agréables; c'est qu'elle leur
a donné un grand fond de gaieté; c'est
qu'elles causent davantage, et ce babil
est une sorte d'exercice proportionné à
leurs besoins; c'est qu'elles mangent peu;
c'est qu'elles ne s'épuisent point par des
méditations qui tuent les savans; c'est
qu'elles sont attentives à mille petits évé-
nemens de société, qu'un homme absorbé
dans les travaux n'apperçoit seulement pas,
et qui sont pour elles des objets assez considérables pour mettre les passions en
jeu, au dégré qu'il faut pour entretenir
la circulation sans fatiguer les organes.

CHAPITRE VI.

*Comment se forme la Goutte et le Rhu-
matisme ? d'où procèdent les douleurs
qu'ils causent ? quels sont leurs symptômes, leurs effets, leurs suites ?*

Pour rendre plus intelligible, non-seulement l'origine spéciale de la Goutte et
du Rhumatisme, mais même celle qui
leur est commune avec d'autres maladies,
je me vois nécessité à donner une idée de
la source générale des maux de l'humanité.

A la seule inspection du sang, il est
aisé de reconnoître qu'il est composé d'une
partie rouge, d'une partie lymphatique
et d'une partie séreuse ; mais combien de
sorte d'humeurs encore que l'on n'apperçoit point à la simple vue, qui s'y trouvent
confondues, et dont il ne peut se débarrasser que par la voie des secrétions ? Ces
secrétions sont de la plus grande importance pour le maintien de la santé, et leur
perfection dépend toute entière du jeu des
glandes qui en sont les instrumens. Les
anatomistes en reconnoissent de deux espèces, qu'ils ont nommées glandes *conglo-*

mérées et glandes *conglobées*. Celles ci ne servent qu'à perfectionner la lymphe en atténuant ses parties, à l'exception cependant des glandes conglobées du mésentère, qui reçoivent et perfectionnent le chyle avant que de le transmettre au réservoir de Péquet. Les glandes conglomérées ont des fonctions bien plus nombreuses ; elles séparent du sang une quantité d'humeurs de nature différente qui s'y trouvent confondues.

On distingue trois sortes d'humeurs séparées par les glandes conglomérées ; la première espèce porte le nom de *récrémens* ou *d'humeurs récrémentitielles*. Ce sont celles qui ayant été séparées de la masse du sang une première fois, s'y mêlent de nouveau pour différens usages. Tel est le phlogistique déposé dans la moëlle allongée, le suc huileux renfermé dans les cellules de la moëlle des os, la liqueur du péricarde, la lymphe du canal thorachique, ect.

La deuxième espèce porte le nom *d'humeurs excrémentitielles* ; ce sont celles qui ayant été une fois séparées de la masse du sang, ne doivent plus y rentrer, telle est l'u rine, et les excrémens proprement dits.

Enfin la troisième espèce est une humeur mixte , en partie récrémentielles et en partie excrémentielle , c'est-à-dire , qu'une partie de cette humeur rentre dans la masse du sang , tandis que l'autre en est rejetée poi r toujours ; telle est la salive , les sucs gastriques , ect.

Que l'on se représente maintenant les ravages que causeroient dans le corps humain ces différentes humeurs d'une nature souvent opposée , si toutes rouloient ensemble dans de certaines parties , qui ne manqueroient pas d'en être cruellement affectées , tandis que d'autres , par leur stagnation , produiroient des effets souvent plus dangereux, quoique dans un sens contraire.

Sous les ligamens qui affermissent ordinairement les articulations , il y a une membrane purement glanduleuse et vésiculaire, siège de la synovie ; là, se terminent, sur-tout dans l'homme (1) , beaucoup de ramifications des vaisseaux sanguins ; et cette membrane par rapport à sa lâcheté , ne sert pas à l'assemblage des os , mais elle sépare une espèce de mucosité semblable au blanc d'œuf. Il y a d'ailleurs dans les grandes articulations , des corps

____

(1) Peut-être est-ce pour cela qu'il est plus sujet à la Goutte que la femme.

glanduleux revêtus de graisse, qui séparent de beaucoup de vaisseaux une mucosité, dont l'usage est de lubrifier les jointures et de les empêcher de s'échauffer par le frottement, comme l'a montré dans son ostéologie le célèbre anglois, Clopton Hawers.

Toutes les fois donc qu'une sérosité âcre, saline, excrémenteuse, surabondante dans le sang, se porte sur les membranes, elle y fait sentir, par son acrimonie, un pincement, un picotement, une douleur ; c'est le *Rhumatisme*. Descend-t-elle par les pores des glandes trop relâchées dans les articulations, elle a peine à s'avancer et à s'évaporer par l'étroitesse des pores ; ce qui fait qu'elle cause des souffrances inexprimables dans la partie malade où elle est renfermée entre des nerfs d'un sentiment très-délicat ; voilà la *Goutte*.

Les glandes synoviales, engorgées par le dépôt qu'elles ont reçu, doivent augmenter en masse et en volume ; cela ne peut arriver sans qu'elles éloignent les unes des autres les différentes parties qui les environnent. L'éloignement des parties ne peut avoir lieu sans causer un tiraillement et une distention dans les fibres, qui, étant pourvues d'une grande quantité de nerfs, doivent naturellement être très-sensibles et très-douloureuses dans ces parties ; de là les souffrances, les tortures. D'un autre côté, l'engorgement des glandes s'oppose à la circulation des humeurs dans les vaisseaux les plus voisins ; ces vaisseaux s'obstruent à leur tour, et forment les tumeurs qui accompagnent ordinairement les dépôts. Ces tumeurs et les douleurs seront plus ou moins considérables, suivant le nombre et l'étendue des vaisseaux engorgés. Bientôt, si la nature ou un remède puissant n'incise, n'atténue la mucosité, elle ne peut plus se résoudre ; et si elle abonde, et qu'elle stagne, elle se change de même que la synovie qu'elle a altérée, en un corps plâtreux, et forme les *nodus.*

La Goutte occasionne deux espèces de fièvres, l'une *essentielle*, et l'autre *symptomatique*. La première dépend de la qualité de l'humeur, l'autre est la suite des douleurs et des veilles. Au moyen de la fièvre, l'humeur goutteuse se dissipe plus facilement, et ce mouvement fébrile son utilité, car c'est par son moyen, que les sérosités excrémentielles, empreintes d'un caractère étranger, sont en partie changées et mises hors du corps par les couloirs et les excrétoires que la nature a destinés à cet effet. Ce mouvement fébrile, plus fort que le naturel, qui se fait dans les solides et dans les fluides, est la vraie cause, tant dans la Goutte que dans le Rhumatisme, des douleurs et des spasmes des extrémités ; mais à ce prix même, on est trop heureux de l'éprouver, puisqu'il est l'agent que la nature et l'art emploient pour la cure ; car son action rend la matière morbifique transpirable.

Les symptômes précurseurs de la Goutte sont assez communément des douleurs dans les lombes et dans les reins, des pandiculations et des bâillemens accompagnés d'anxiétés, de nausées, et quelquefois de vomissemens. Cette maladie s'annonce fréquemment par une toux très-incommode, qui tourmente le malade plusieurs jours avant que le premier accès se soit manifesté.

Comme cette toux disparoît ordinairement au premier accès, il est important de hâter l'arrivée de cet accès. Pour cet effet on prendra mon élixir, on tiendra les extrémités chaudement, on boira des boissons chaudes, et on baignera les pieds et les mains dans l'eau chaude imprégnée de savon et de sel.

Il y a encore d'autres avant-coureurs,

d'autres accidens , symptômes et signes ordinaires d'une Goutte prochaine. C'est tantôt une légère crudité d'estomach , tantôt une digestion imparfaite, quelquefois c'est une petite pesanteur et comme une simple bouffissure de toutes les parties du corps . mais sans autre cause que quelques ventosités qui se glissent entre cuir et chair, qui n'augmentent que peu, et seulement jusqu'à ce que l'ennemi s'étant emparé de la place, lui fasse quitter son poste. Une autrefois ce sera un engourdissement qui précédera de très-peu de jours la première alarme, et comme de petites vapeurs que l'on sentira couler le long des chairs, et qui causeront un léger mouvement convulsif ; enfin , d'autrefois ce cera un appétit dévorant qui surviendra justement un jour avant celui que doit arriver et se montrer avec tout son affreux cortége, l'impitoyable maladie.

Le goutteux commence à sentir les premières atteintes du mal , par une espèce de petite fièvre, accompagnée de quelque roideur dans les membres, et d'une sorte de sentiment et de frayeur , qui fait comme hérisser tous les poils de son corps. La douleur qui a précédé la fièvre redouble peu-à peu. C'est un combat que cette roideur, que cette horreur, que cette douleur font entr'elles : si l'une avance, les autres reculent pour la laisser passer ; et lorsque celles-ci veulent s'approcher, l'autre s'éloigne, et cela à toutes les heures sans y manquer. Il n'y a point d'horloge mieux réglée, pour qui sait s'observer. Enfin la douleur plus forte, s'avance et ne désempare plus le malade que les autres ont abandonné.

Le principal symptôme qui suit par-tout l'humeur goutteuse ou rhumatismale, en quelque endroit qu'elle soit déposée, c'est la douleur plus ou moins vive, que le malade ressent dans les parties affligées. Elle est toujours proportionnée à l'acrimonie, à la quantité de l'humeur, à la célérité de son cours, et à la promptitude avec laquelle le dépôt se forme.

Arétée et Musgrave, disent que quand on serreroit les pieds et les mains avec les plus grosses tenailles ; quand on les mettroit dans un étau bien serré ; quand on les frapperoit avec des barres de fer ardentes, toutes ces douleurs ne seroient pas si vives que celles de la Goutte. Souvent c'est une tention violente ou un déchirement des ligamens ; tantôt c'est comme la morsure d'un chien qui ronge la partie ;

tantôt c'est une douleur pareille à celle de la fracture , à celle d'un pieu que l'on enfonceroit ; tantôt un sentiment de compression et de resserrement dans toutes ces tortures ; la partie acquiert un sentiment si vif et si douloureux, qu'elle ne peut supporter le poids des couvertures , que le malade frémi au mouvement de quelqu'un qui marche dans sa chambre, à l'approche de la personne la plus prudente ; enfin les souffrances sont quelquefois si intolérables qu'elles portent au désespoir.

Un philosophe que j'aimais presque autant que moi-même, dit Pline le jeune, souffroit depuis long-temps violemment, tourmenté par la Goutte. « Un jour que « je cherchois à le distraire et à le conso- « ler : Vos soins sont inutiles, me dit cet « ami , peut-être croyez-vous que l'amour « de la vie me fait supporter les douleurs : « vous êtes dans l'erreur, si je ne me « suis point encore délivré de cette ma- « ladie , ce n'a été que dans l'espoir d'ap- « prendre une nouvelle plus flatteuse à « mon ame, que la Goutte n'est cruelle à « mon corps. En un mot , je vis encore, « parce que j'espère toujours survivre, ne « fût ce que d'un instant au barbare Do- « mitien , à ce farouche destructeur de

« mes concitoyens. Que ne meurt-il, le
« monstre ! et bientôt je ne serai plus ».
Il fut fidèle à ses engagemens ; car le jour
même que le poignard de la liberté eut
percé le cœur de Domitien, je revins chez
mon ami, qui me voyant entrer : Me voilà
satisfait, s'écria-t-il, le tyran a cessé de respirer. Rien ne m'oblige maintenant de souffrir plus long-temps ; dans deux jours les
liens qui unissent mon ame à mes organes
seront rompus. Dès ce moment il refusa
tout aliment ; et malgré les représentations
de sa famille, de ses amis, et l'espérance
même que lui donnoit son médecin, il ne
voulut d'aucune sorte de nourriture, et
vers le soir dn lendemain, il rendit le
dernier soupir.

Dans le premier accès, pour l'ordinaire,
la Goutte ne se fait sentir que dans l'articulation du gros orteil. Au second, elle
entreprend tout le pied. Au troisième, elle
passe dans l'autre pied qu'elle afflige en
entier. Au quatrième, ou plus tard, elle s'empare des genoux ou des mains. A mesure
qu'elle viellit, elle paroît s'étendre davantage, de façon que dans les accès suivans,
et sur-tout dans les derniers, il ne se trouve
quelquefois pas une des articulations des
extrémités, qui n'en ait été atteinte, et

que la plupart des dépôts subsistent en même temps.

Dans l'attaque, le malade est communément saisi de froid et de tremblement à diverses reprises, qui diminuent à mesure que la douleur augmente. Une espèce de fièvre survient; l'urine, selon la qualité de l'humeur, est rouge, avec sédiment de même couleur; ou si la fièvre est peu considérable, la matière est blanche, épaisse et glaireuse. Le goutteux, après une légère moiteur, a du soulagement et s'endort.

Les douleurs de la Goutte augmentent la nuit comme celles du Rhumatisme, de l'asthme, de la pulmonie, des catharres, des fluxions et autres maux qui dépendent du défaut de la perspiration.

Après les cruelles révolutions qu'a opéré la matière pour se digérer tant soit peu, et pour s'évaporer en partie, il se fait comme une suspension de tortures, calme dû à la consomption de la quantité d'humeur dont la maladie avoit accumulé la matière. Ici une sueur douce et légère s'avance comme pour annoncer l'arrivée du dieu des pavots; le malade dort enfin paisiblement et ne sent que très-peu de douleurs à son réveil; mais il ne faut pas qu'il chante victoire. Il n'est pas au bout du mal qui commence, puisque ce n'est-là que le premier paroxisme. En effet, au lieu qu'il s'étoit à peine apperçu d'aucune autre enflure que de celle des veines dispercées çà et là dans la partie attaquée (ce qui arrive dans tous les accès de la Goutte, et ce qui les caractérise d'une manière toute singulière), il la voit bientôt se tuméfier, devenir généralement enflée. On diroit que la Goutte n'a donné ce relâche, que pour ménager une intelligence secrète, au moyen de laquelle, pardonnez l'expression, elle pût se rendre maîtresse de la place à la *sourdine*. Ensuite c'est une autre partie que l'ennemie attaque quelquefois : il arrivera qu'étant en force, elle peut suffire à ces deux assauts; mais cela est fort rare ; et quand elle est véritablement régulière, elle ne prend jamais qu'une partie après l'autre ; mais aussitôt qu'elle est en possession de deux ou de plusieurs postes, on peut dire qu'elle l'est, ou pourra le devenir, de la place entière. Il n'y a plus de retour, on devient son sujet, on est goutteux dans toutes les formes. Enfin le temps vient que la Goutte, sûre que ses conquêtes ne lui échapperont pas, se contentant, pour parler ainsi, d'y laisser une bonne garnison, elles les quitte

en partie pour voler à d'autres ; et ses in-
cursions , ainsi que la possession de ses
premières places , sont plus ou moins longues, selon que le sujet est plus ou moins
âgé, plus fort ou plus foible.

La Goutte, qui n'a aque qu'un pied à la
fois, n'est pas de longue durée, deux ou
trois semaines suffisent pour s'en voir délivré, à moins qu'après ce temps-là, elle
ne se jette immédiatement sur les genoux,
ou sur l'autre pied ; car alors, il arrive
que l'accès dure six semaines ou deux mois.
Quand elle attaque plusieurs parties à la
fois, et sur-tout les mains, les coudes, les
épaules, elle peut devenir très-prompte-
ment dangereuse ; elle dure plus long-
temps, et il est très-difficile de lui faire
quitter prise.

Il ne faut pas s'imaginer qu'un goutteux
souffrant pendant deux ou trois mois et
plus, n'ait qu'un accès. Ses douleurs sont
un assemblage et une chaîne de divers
accès qui font ressentir plus ou moins de
douleurs, selon les diverses fontes de l'humeur, jusqu'à ce que la quantité plus ou
moins grande de sa matière, étant fondue,
soit épuisée par quelque évacuation que
ce soit. Cette fonte de l'humeur arthritique
accumulée en différens temps, par lits et
par couches, se fond de même selon les

divers dégrés de chaleur et leur reprise.
Telle une glace fort épaisse, subit ou peut
subir différentes fontes avant d'être absolument résoute en eau, et rendue à sa fluidité. Alors le malade revient en santé, ce
qui, dans l'ordre de la nature, n'arrive
guères aux plus jeunes et aux plus vigoureux que dans la quinzaine ; aux gens d'un
moyen âge et d'une constitution moyenne,
avant un mois ou six semaines ; à ceux qui
sont avancés en âge, et qui ont eu souvent
la Goutte, avant plusieurs mois ; et enfin
ceux qui sont cassés ou par les années ou
par les maladies, ou par ce malheureux
ensemble, ne sont pas délivrés de ses tourmens, que l'été ne soit fort avancé ; trop
souvent même leurs souffrances se pro-
longent des années entières, et n'ont de
terme que la fin de leurs jours.

Les effets les plus ordinaires et les plus
familiers de la Goutte, principalement
quand elle est déroutée, sont, la langueur,
la foiblesse d'estomach, la colique, les
tranchées, le vomissement, le cours de
ventre. L'humeur trouvant les tuyaux de
la perspiration bouchés, les articulations
remplies par des matières tophacées dans
ceux qui ont la Goutte de longue main,
ou repercutée par des astringens appliqués
extérieurement par des malades inquiets

et imprudens, elle se porte sur les premières voies, qui ont un commerce d'office
avec la peau; de-là les rétrogradations.

Les symptômes anomaux de la Goutte,
quand ils viennent avant que le malade
ait eu un premier accès, sont bien difficiles à distinguer des autres maladies auxquelles est sujette la partie où l'humeur
a commencé de se fixer. Lorsqu'elle attaque quelque viscère, ou autre organe,
elle imite parfaitement l'espèce de maladie
qui pourroit y survenir, sans que la Goutte
en fut la cause, de sorte qu'on court ris-
que de s'y méprendre : telle est la colique, la syncope-arthritique, la pierre dans
les reins, provenant de la Goutte, l'asthme arthririque, le catharre, la toux,
et la péripneumonie arthritique, le mal
de tête et les vertiges arthritiques, l'apoplexie, la paralysie arthritique, ect.

Pour ne point trop allarmer mes lecteurs, je tire promptement le rideau sur
les suites affreuses de la Goutte, qui sont
les obstructions, les ankiloses, les nodosités, l'impotence partielle ou totale, les
oppressions, les suffocations, la mort. Il
sera plus utile de détailler les causes de
cette maladie, que ses ravages. La connoissance des principes du mal, est le premier pas vers sa garnison.

CHAPITRE VII.

Des causes de la Goutte et du Rhumatisme.

L'ÉNUMÉRATION des différentes causes de la Goutte et du Rhumatisme, seroit infinie, nous en donnerons une suffisante pour assurer que celles que nous omettrons, ne pouvant donner que le même résultat, la cure n'en sera pas moins infaillible au remède, dont nous ne pouvons non plus décrire les effets à l'infini. C'est ainsi qu'on ne peut épuiser les combinaisons des effets de la chaleur; mais on est sûr que tous, relativement à la diversité des corps, se réduisent à la liquéfaction ou à la siccité.

Depuis plus de deux mille ans que l'on raisonne sur la Goutte, que l'on observe, que l'on écrit, on a épuisé la recherche de ses causes; et tout ce qu'on croit nouveau sur ce sujet, considéré de près, rentre dans quelque opinion connue. Chacune a son vrai, et l'auteur ne pèche que lorsqu'il veut, par un esprit de système, infiniment nuisible aux sciences et

aux

aux arts, borner la vue des autres à la sienne. Voilà la cause de l'imperfection de tous les écrits composés sur cette matière, et de l'insuffisance des remèdes contre la maladie dont il est question ; malheur trop commun en médecine. C'est peut-être ce qui a fait dire par rapport à la Goutte, *que ce mal n'étoit connu que de Dieu*, ce qu'on auroit peut-être pu dire aussi du Rhumatisme.

L'ouvrage le plus utile qui puisse paroître à présent sur ce sujet, sera celui où l'auteur, moins jaloux de faire briller son imagination, que de consulter l'expérience, fera choix des plus justes observations ; et le remède le plus efficace, celui qui y répondra le mieux. L'on a visé au premier point dans cet essai, et au second dans la recherche et la composition de l'élixir anti-goutteux et anti-rhumatique. On s'est appliqué long-temps à la connoissance des maladies contre lesquelles on l'emploie ; et il n'a été composé que d'après l'examen de tous les systèmes sur leurs causes. Quoique je ne les détaille pas tous, on peut être persuadé qu'il ne m'en est échappé aucun. Les livres que j'ai lus sur cette matière, formeroient une bibliothèque. C'est ainsi que chaque partie des sciences devroit être

D

approfondie et résumée. On pourroit de ces précis faire une Enclyclopédie parfaite. Ce sera sans doute le mérite de celle à laquelle les savans les plus distingués en tout genre, consacrent actuellement les fruits précieux de leurs veilles (1).

-----

(1) L'Encyclopédie méthodique.

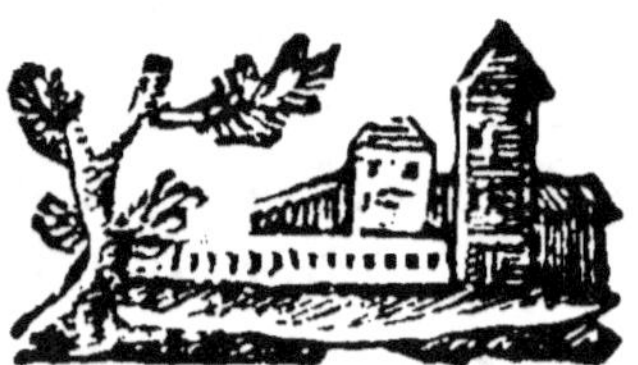

SECTION PREMIÈRE.

Le défaut d'émanation, cause générale de la Goutte et du Rhumatisme.

Tous les corps animés ou inanimés, ont une *émanation* qui est la cause de leur dissolution, quand la déperdition qu'ils essuient n'est point réparée par une *immanation* de molécules analogues à leurs principes. Le corps le plus dur, fut-ce le diamant, au bout d'un laps de temps, ne peut éviter sa destruction; il a cru insensiblement par l'immanation, il diminuera de même par l'émanation. Les métaux, même les plus solides, n'ont point les pores si étroits quil ne se trouve des atômes assez petits, tel que l'air, léther. le fluide magnétique, électrique, etc. qui ne puissent s'y frayer un passage; ce qui ne permet point de douter, comme le dit si bien le père Mallebranche, que l'or et l'argent ne pousssent des fumées, des effleuves perpétuels qui tourbillonnent à leur contour; mais les végétaux sont bien plus exposés à ce dépérissement continuel qui se fait par l'exhalaison des corpuscules. Un ami de M. Bayle respira en mer, à 20 milles de l'île de Ceylan, l'odeur de la canelle

et des gommes odoriférantes que cette
terre porte en abondance. M. le chevalier
Digby l'a remarqué à l'égard des romarins
qui croissent sur les côtes d'Espagne, dont
on sent le parfum à trente ou quarante
lieues en mer. Fracastorius voulant donner
d'autres exemples, nomme l'oignon, le
poivre, l'iris, le tabac, la morelle,
le pavot, dont quelques-uns blessent les
yeux considérablement, les autres font
éternuer, et le dernier endort, par l'émission de ses esprit, qui assoupissent. Il dit
positivement, et cela est vrai, que cette
émanation forme un essaim, un tourbil-
lon, une atmosphère de corpuscules qui
voltigent à l'entour de la circonférence,
et même à quelque distance de ces végétaux. Pourquoi les fruits changent-ils de
saveur après qu'ils sont cueillis ? c'est parce
qu'il se fait un changement dans leur
contexture ; et comment se fait ce changement ? par une émanation de toutes les
parties tant internes qu'externes.

M. Bayle assure que cette évaporation
se fait en hiver plus abondamment qu'on
ne croiroit dans les pommes et dans les
les fruits qui sont enveloppés par une forte
enveloppe. Il affirme qu'un jour qu'il tenoit ces fruits dans une balance juste,

et faite exprès pour ces expériences curi-
rieuse, il trouva qu'il s'en faisoit sans
cesse une diminution très-considérable.
Ce qu'il ajoute est encore plus fort. Il
raconte qu'ayant donné ordre à un tour-
neur de lui faire un vase d'un bois très-
solide qui tenoit environ une peinte, il
ne put jamais en trouver le poids dans la
dernière précision, parce qu'il se faisoit
continuellement de ce vase une si prompte
et si prodigieuse émanation de corpuscules
qui s'en détachoient, qu'à peine avoit-il mis
les grains pour faire l'équilibre de sa balance, qu'une subite évaporation prévenoit
sa diligence, emportoit quelques atômes,
et rendoit le vase plus léger ; et si l'on étoit
curieux, poursuit ce savant physicien,
d'avoir une balance exacte et faite par un
ouvrier entendu dans la statique, quel
plaisir n'auroit-on pas à découvrir et à sup-
puter les progrès de ce dépérissement continuel, qui n'épargne pas les corps où l'on
remarque le plus de dureté et de consistance.

L'imagination doit suppléer ici à la foiblesse des sens, pour concevoir la destruction lente des corps extrêmement
durs, lorsque des chocs violens n'en sont
pas la cause ; mais on peut s'aider par

quelques exemples d'émanations devenues
sensibles par leur multitude, qui en rap-
proche les particules et les réunit ensemble lorsqu'e'es se croisent réellement en
tous sens, .e la même manière qu'Epi-
cure faisoit imaginairement traverser le
vuide à ses atômes, qui en s'y accrochant
au hasard, formèrent cet admirable ensemble, chef-d'œuvre de la souveraine
intelligence. D'où viennent ces corpuscules invisibles en tout autre temps qu'à
la clarté brillante d'un beau soleil? qu'à
des émanations de matières de toute espèce, qui se trouvent dans l'endroit où
l'on observe ce phénomène. D'où viennent
ces atômes absolument imperceptibles,
même à l'aide des meilleurs miscroscopes,
mais susceptibles cependant d'être saisis par
l'odorat le plus commun, lorsqu'on a renfermé dans une chambre un grain de
musc? qu'à des effluves de ce corps odo-
rifique. Quelle doit être la ténuité de ces
particules volatiles, dont l'odeur se re-
nouvellera pendant vingt ans, dans un
appartement, sans diminution apparente
ou sensible de la grosseur ou du poids de
ce grain! L'esprit se confond dans l'idée
de cette divisibilité infinie de la matière.

Pour nous représenter une image de ces

émanations, à la différence près de la diminution et de l'épuisement plus ou moins rapide de ces corps, imaginons-nous voir l'avolation continuelle des vapeurs qui s'élèvent des marais, des étangs, des lacs, que l'action du soleil dessèche en peu de temps, sans pourtant que cette évaporation soit visible, que par la densité que lui donne un air frais, ou la vue d'un lointain qui procure à l'œil l'effet du rapprochement des parties, et fait appercevoir ces atômes, à la faveur des rayons de l'astre du jour ou d'une vive et éclatante lumière. Qui auroit pu penser qu'un acre de terre, même après avoir été desséché par la chaleur du soleil pendant l'été, dispersât encore dans l'air environ 32 mille pots d'eau pendant les 12 heures les plus chaudes de la journée? On ne voit monter aucune vapeur et on suppose difficilement qu'elles s'élèvent avec plus de facilité pendant les heures les plus chaudes que pendant les autres, à cause de la raréfaction de l'air qui en devient moins propre à les soutenir; c'est pourtant ce qui est constaté par l'expérience d'un savant phisicien; (1) mais c'est que l'eau est infiniment

____

(1) Mélanges de littérature étrangères ; *article* : Me-

D 4

dilatable , et susceptible d'une atténuation
infinie.

L'existence dans l'atmosphère de l'émanation d'une infinité de corps différens,
n'est pas moins certaine que celle des vapeurs tirées des mers, des lacs, etc. tous
les végétaux , et les animaux y sont sujets;
ils se minent, se pourissent et se dissipent
à l'air dans lequel leurs particules s'élèvent et flottent au gré des vents, comme la
fumée. Il n'y a point de corps, soit huile,
esprit, terre , sel, métal , minéral, etc.
qui, usé par le frottement, ou exalté par
la chaleur, ne voltige dans cet élément. Les
semences des petites plantes, et les œufs
même d'une infinité d'insectes soutenus
dans l'air, et souvent transportés au loin
se confondent avec toutes ces émanations.
Quel réceptacle immense ! quelle atmosphère ! mais quel ravage ne doivent pas
faire dans notre individu ces corpuscules émanés des eaux gâtées et croupies;
des animaux putréfiés des végétaux fermentés, des minéraux sublimisés, lorsque
nous aspirons ou qu'il s'introduisent à la

moire sur la quantité d'eau qui s'évapore de la surface
de la terre pendant l'été, traduit des Essais de chymie
de M. Watson, évêque de Landuff.

faveur des pores de la peau , par le poids , la pression et l'élasticité de l'air.

Dans les minéraux , les végétaux et les animaux, le temps de l'immanation est celui de leur accroissement ou de leur vie , tant qu'ils augmentent ou restent dans le même état. La correspondance égale de l'immanation et de l'émanation après la croissance des corps , est la parfaite existence des êtres inanimés , et la parfaite santé des êtres animés ; mais la moindre altération de cet état, sur-tout dans les animaux , produit en eux de fâcheuses révolutions. Si l'on excepte les accidens , c'est la cause générale des maladies , et singulièrement de celles dont je traite ici ; soit lorsqu'une humeur âcre , épaisse et saline obstrue les pores excrétoires et reflue sur les articles, ce qui procure la *Goutte*, proprement dite; soit lorsque l'humeur embarasse les parties charnues, ce qui engendre le *Rhumatisme* ; soit enfin lorsqu'elle gêne tout à-la-fois les unes et les autres parties, ce qui forme le *Rhumatisme Goutteux* ou *la Goutte Rhumatisante..*

Pour ne pas me répéter, je préviens d'avance, que tout ce que j'ai dit, et ce que je dirai sur la Goutte, sera appliquable au Rhumatisme et au mélange de ces deux maladies, parce que le principe est le même, ainsi que le sont leurs causes prochaines ou éloignées.

Tantôt la Goutte et le Rhumatisme ont lieu par une suppression subite de la perspiration, tantôt par une suppression lente. Tantôt l'obstacle qui empêche la transpiration, vient du dehors, tel qu'un air frais, imprévu qui frise les filets extérieurs de la peau ; tantôt au contraire ces maladies ont pour cause la densité interne de la peau, qui se retrécit peu-à-peu, et qui produit pareil étranglement aux tuyaux excréteurs, ce qui ne différencie point le principe de l'une ni de l'autre affection.

Le sentiment distinct qu'éprouvent les malades, et les remarques que j'ai faites sur nombre de personnes attaquées de diverses sortes de Rhumatisme et de Goutte, m'ont assuré démonstrativement, que l'humeur qui cause ces deux espèces de maladies, est homogène ; mais les effets en sont variés à l'infini, relativement à l'âge, au sexe, au tempérament, au genre de vie que l'on mène, aux alimens dont on fait usage, et sur-tout au climat que l'on habite. Une sérieuse attention, que l'observation a vérifiée, me persuade que l'hu-

meur de la Goutte réside dans la masse
de nos fluides devenus un peu plus âcres ,
un peu plus gluans , et qu'elle produit des
maladies différentes , suivant les parties
qu'elle affecte. Si elle se fixe dans la tête ,
elle y cause des vertiges , l'apoplexie ou
la paralysie ; elle cause la pleurésie , ou
la pulmonie , si elle se jette sur les parties
de la poitrine ; elle produit la colique et
des crampes d'estomach , quand elle s'arrête dans ce viscère ou dans les intestins ;
elle ne cause le Rhumatisme ou la Goutte ,
proprement dits, que quand elle attaque
les membranes , les tendons , les muscles ,
les jointures des os et leurs enveloppes.
Elle peut affecter alternativement toutes
les parties du corps , en descendant de la
tête aux pieds , ou en remontant des pieds
à la tête , en un très-court espace de temps.
Je pourrois ajouter encore que le principe
de la gravelle et de la pierre , est le même
que celui de la Goutte et du Rhumatisme ,
et que qui se sent des dispositions à ces
premières maladies , s'il faisoit usage de
mon élixir dans le commencement de leurs
atteintes, pourroit empêcher la génération
des ces maux.

Il est si vrai qu'il y a beaucoup de
ressemblance, beaucoup d'affinité entre la

matière du Rhumatisme, de la Goutte et celle
de la Pierre, que l'on a vu des personnes
attaquées de celle-ci, après que le Rhumatisme ou la Goutte ont cessé, et *vise versâ* ;
mais on trouve encore plus d'analogie entre
la matière de la Goutte et celle du Rhumatisme, qu'il n'y en a entre ces deux-ci et
celle de la Pierre. Et on a dit avec raison
que ces deux maladies, c'est-à-dire, le Rhumatisme et la Goutte, étoient les mêmes,
et qu'il n'y avoit de différence, qu'en ce
que la Goutte siégeoit seulement dans les
articulations, que c'étoit-là son propre caractère, et que le Rhumatisme au contraire
avoit son siége dans les chairs, dans les
aponeuvroses, dans les gaines des tendons, etc.

D'autres ont cru que cette différence venoit de ce que la matière du Rhumatisme
étoit plus subtile, plus légère et moins viciée
que celle de la Goutte, qui est plus crasse,
plus épaisse et plus acrimonieuse ; mais il
paroît que ces deux causes concourent
quelquefois ensemble aux tourmens des malades, ensorte que s'il y a une humeur qui
tienne un milieu entre la subtilité de la
matière du Rhumatisme et la grossièreté
de celle de la goutte, elle formera le *Rhumatisme Goutteux* ou *la Goutte Rhuma-*

tisante, sur-tout si cette humeur s'insinue plus avant dans la capsule de l'articulation, que ne le fait celle du Rhumatisme, et plus superficiellement que celle de la Goutte.

Mais c'est trop de digression. De la cause générale de la Goutte, parlons de ses causes particulières, pour démontrer de plus en plus, que cette maladie, comme bien d'autres, est un Protée, qui prend mille et mille formes, sous lesquelles ce mal semble vouloir se dérober à la connoissance des plus habiles médecins, et éluder leurs poursuites.

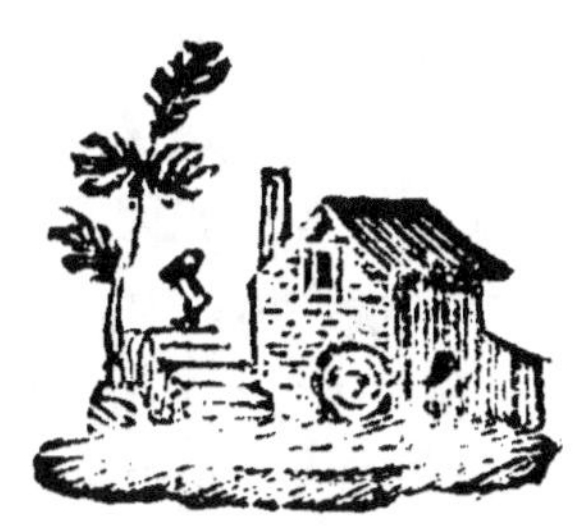

SECTION DEUXIÈME.

Des causes particulières de la Goutte.

PREMIÈRE CAUSE.

Le défaut de transpiration.

UNE cause qui a beaucoup de rapport avec *l'émanation* dout je viens de parler, c'est la transpiration, qui n'en diffère qu'en ce que la première appartient également aux êtres brutes et aux êtres organisés, tandis que la seconde n'appartient qu'aux derniers. Celle-ci, bien plus que l'autre, est susceptible d'être saisie par différentes expériences, qui devroient engager pour plus de justesse dans le langage, à changer les mots de *transpiration insensible*, en ceux de *transpiration sensible*, ou tout simplement de *transpiration*, ou de *perspiration*, termes dont je me servirai indifféremment. Car pourquoi appeler *insensible*, ce qui peut tomber sous nos sens ? Si en parlant cathégoriquement, on peut appliquer cette épithète à l'émanation, beaucoup moins sensible que la transpiration, puisqu'à peine l'odorat seul peut saisir celle-là, pourquoi appeler insensible, celle qui n'échappe, ni à l'observation, ni à l'odorat, ni à la vue, ni au toucher ? Tenons-nous-en donc aux deux termes que je viens d'assigner, ou si nous voulons leur donner une épithète, il me semble que la seule et la plus propre expression qui puisse suppléer avec plus de justesse, les mots de *transpiration*, *insensible*, seroient ceux de *transpiration* ou de *perspiration vitale*. En effet, je crois l'action dont il s'agit ici, si essentielle à l'existence animale, que la suppression totale ou seulement durable de l'une, entraîneroit infailliblement la destruction de l'autre. Je suis sûr que si l'on enduisoit d'une matière emplastique toute l'habitude du corps d'un homme, il périroit infailliblement, sinon à l'heure même à cause de la transpiration haliteuse, auriculaire, nasale, au moins après un laps de temps suffisant pour causer des engorgemens capables d'interrompre les fonctions les plus nécessaires à la vie. Nous en aurons la preuve dans une expérience, qui a le plus juste rapport avec ma supposition. Mettez sur cet insecte si dégoûtant par son odeur infecte, et contre lequel on a tenté tant de moyens destructeurs (la punaise); mettez, dis-je, sur cet insecte une goutte d'huile, il périt à l'instant ; et pourquoi? parce que ne respirant que par ses pores

vous interrompez chez lui cette opération
vitale ; ainsi par l'enduit ci dessus, arrê-
teriez-vous des effets aussi nécessaires.

Pour moi, il me suffit de distinguer la
transpiration de la moiteur et de la sueur,
dont les effets sont beaucoup plus sensibles. Le rétablissement parfait de la transpiration est absolument nécessaire pour la
guérison. Les deux autres viennent à son
secours, et c'est sur-tout dans les premiers
jours, parce que mon élixir n'ayant encore que commencé à atténuer les humeurs, les meut cependant en les divi-
sant, et par ce mouvement les porte aux
premières issues,. c'est-à-dire, aux pores
les plus ouverts, ou les précipite par le
canal des urines, ou enfin par celui des
selles ; mais son principal effet, et le plus
soutenu, est la transpiration qu'on appelle
mal-à-propos insensible, puisque les gens
de l'art ne veulent désigner qu'elle, quand
ils se servent sans épithète des mots *transpiration* ou *perspiration*.

Que cette évaporation soit sensible, c'est
une chose facile à démontrer par plusieurs
expériences. Appliquez la langue à la paume
de votre main, lorsqu'elle n'a pas été lavée depuis peu, par exemple, le matin en
vous levant, vous éprouverez une sensa-

tion de salure et d'âcreté, qui ne vient que de l'humeur de la transpiration, dont la matière est plus ou moins saline ainsi que celle de notre sang, selon que nous usons d'alimens plus ou moins relevés. Si l'on touche d'un doigt, quoique bien lavé et essuyé, une glace, un acier très-poli, ou quelque chose de semblable, on y apperçoit une tache. D'où peut-elle venir, sinon de la matière perspirable? Voulez vous une autre expérience? Mettez dans une grande et longue cantine de verre, un bras nud; colez autour de ce verre, une peau qui soit attachée au bras, afin que rien ne puisse s'en exhaler, ni y pénétrer, la cantine ne tardera pas à se couvrir d'un nuage, et peu-à-peu cette vapeur distillera goutte à goutte au fond du vase.

J'eus un jour occasion de remarquer un effet très-analogue à cette expérience. Je me promenois avec un abbé dans un temps assez froid. Je ne sais ce qui l'obligea d'ôter sa calotte, qui étoit d'un cuir bien vernissé en dessus. Lorsqu'il voulut la remettre, il apperçut en dedans cinq à six gouttes d'eau assez claire. Qu'est-ce donc que ceci, me dit-il, tout étonné? voyez-vous cette eau? Je regarde, je vois une espèce de rosée; car outre cinq à six gouttes plus apparentes, que d'autres moins volumineuses, je découvre une infinité de petites bulles humides. Monsieur, lui dis-je, quoique tout ceci vous paroisse nouveau, parce que vous ne l'avez jamais observé, c'est l'effet très-naturel de la transpiration. Votre calotte est comme le chapiteau d'un alambic ; l'impénétrabilité de son cuir vernissé, est cause que les émanations ou effleuves qui partent de votre tête se déposent dans le fond de cette calotte. Si vous y faites désormais attention, cela cessera d'être pour vous un phénomène. Effectivement, il m'assura dans la suite que rien n'étoit plus ordinaire. On voit par-là que la transpiration devient-même sensible au toucher, puisqu'on peut rassembler ou diviser ces petits globules aqueux, qui ne se forment que de la réunion des parties insensibles qu'elle fait évaporer.

C'est ce même effet qui peut se remarquer chez ceux qui portent des bas ou des chaussons de toile cirée ; ils ont les jambes et les pieds tout imbibés d'eau, ce qu'on attribue faussement à une attraction de la cire de ces bas ou de ces chaussons, qu'en conséquence on croit très-favorables et très salutaires aux rhumatisans et aux goutteux, erreur que je ne puis m'empêcher de relever ici ; car ces bas et ces chaussons, non plus que la calotte vernissée, ne font qu'arrêter et accumuler l'humeur transpirable ; et malheureusement peut-être en assez grande abondance pour en causer une répercussion, ou au moins une dissipasion lente, humide, glaciale, au point d'être très-nuisible, soit en santé, soit en maladie. Toute application de tissu froid et compact procurera ces effets, à la moindre chose, très-dangereux, et dont on ne sauroit trop se garder.

Il est un moyen de rendre la transpiration sensible à la vue, jusqu'à un demi pied de distance ; c'est de regarder l'ombre de sa tête, ou celle d'une autre personne, sur une muraille blanche par un beau soleil, principalement en été. Alors on apperçoit très-distinctement l'ombre d'une fumée volante qu'on ne voit pas elle-même, et qui sort de la tête. L'expérience réussira de même avec un chien, un chat, une poule et autres animaux. Je me rappelle d'avoir été bien des fois dans ma très-tendre enfance frappé d'étonnement a l'apparition de ce phénomène, dont je ne pouvois deviner la cause.

Il n'est guères d'autres moyens de rendre

la perspiration visible, que ceux-ci; mais elle est sensible, ou par elle-même, ou par ses effets, en une infinité de circonstances. Pourquoi un chien découvret-il si bien la trace du gibier, et le suit-il si habilement à la piste ? c'est par les corpuscules exhalés de l'animal qu'il poursuit. Pourquoi entre mille hommes distingue-t-il si facilement son maître ? par la même raison.

Ce n'est pas seulement à la finesse de l'odorat du chien, qu'il a été donné de saisir l'odeur de la transpiration, mais à quelques personnes douées d'un odorat très-fin. Il y a même des gens chez qui elle se fait sentir aux organes les plus communs, lorsqu'il s'approchent de vous. Celle qui part du nègre ou de la négresse est on ne peut pas plus sensible, et même trèstenace. On ne coucheroit pas avec une personne de cette couleur sans se sentir plus de deux jours comme pénétré d'une odeur grasse et huileuse. Mais ce qui est sensible à tout le monde, c'est l'odeur répandue pendant une nuit dans la chambre de quelqu'un si sain qu'il soit, lorsque les fenêtres n'en ont point encore été ouverte. Je ne vois donc pas pourquoi l'on s'obstine à donner le nom d'*insensible* à un effet visible et sensible par mille et mille expériences. On ne dira pas d'une rose, que son parfum n'est pas sensible si on le sent, quoiqu'on ne le voie pas ; pourquoi donc ne pas regarder comme sensible, la transpiration que l'on peut voir, toucher même dans quelque cas, et dont les effets sont sensibles dans tant de circonstances ?

Qu'est-ce que l'haleine dont l'évaporation se rend si sensible à la vue et à l'odorat ? sinon une voie très-ouverte de la perspiration, et si nécessaire que son interruption de peu de durée causeroit la mort. Lorsque le froid en condense les vapeurs trop atténuées dans l'été pour être visibles et sensibles, ne le deviennent-elles pas dans l'hiver, où on peut les voir et les toucher, lorsqu'elles sont dans une chambre, ou dans une voiture, déposées sur les vitres ou sur les glaces, en eau ou en frimats, selon le dégré dominant de la chaleur interne ou de la froidure extérieure ? Il ne faut pas même croire que ceci soit l'effet de l'haleine seule, la transpiration y a grande part. Je suis persuadé que si l'on enfermoit hermétiquement sous un verre l'issue des vapeurs de la première, la seconde se feroit remarquer, comme on sent et comme on apperçoit dans un fruitier, une espèce de brouillard, produit par la vapeur émanée des fruits qui y sont. Ce qui suit va prouver cette conjecture, ou plutôt cette vérité.

Mettez à un homme très-tranquille, léthargique même, si vous le voulez, du linge très-blanc, laissez le sur lui vingt-quatre heures, au bout de ce temps il sera terni et empreint d'une crasse huileuse, qui ne vient que de la perspiration.

Il y a plus : elle est quelquefois visible et sensible sans employer aucun moyen artificiel. Une peau lice et luisante l'annonce, lorsque cette émanation est un peu plus marquée qu'à l'ordinaire, et si l'on applique la main sur la partie où l'on observe ce signe, une légère humidité en laisse appercevoir les traces. Dans l'hyver où le froid condense les vapeurs, on voit sortir des chevaux échauffés, mais sans être en sueur, une fumée très-visible.

Qui ne sait que la transpiration des grands ivrognes participe ordinairement de l'odeur des liqueurs qu'ils ont bues? Tantôt c'est le vin que l'on sent, tantôt c'est l'eau-de-vie, tantôt l'esprit-de-vin : et que l'on ne dise pas que cette odeur vient de la respiration; non, c'est à quoi j'ai eu soin de prendre garde dans mes observations, confirmées par l'odeur de leur linge et de leurs vêtemens; j'en donnerai d'ailleurs une preuve aussi extraordinaire qu'effrayante, au chapitre de l'usage des liqueurs.

Quoiqu'on ne le voie, ni ne le sente, on suppose avec beaucoup de vraisemblance, que l'aiman est dans une atmosphère de matière subtile qui le pénètre, qui est toujours en mouvement, et par laquelle on explique ses effets. Nous pouvons assurer ici, avec bien plus de raison, puisque nous voyons, sentons et palpons la matière de la perspiration, qu'il y a autour des corps transpirans une atmosphère de matière volatile, par l'odeur de laquelle, si l'on poussoit plus loin les observations, on pourroit, je pense, juger de sa bonne ou mauvaise qualité, comme en effet on le juge dans certains cas, où l'on présage assez surement la vie ou la mort de certains malades, sur l'odeur qu'ils exhalent; et s'il n'étoit pas possible d'acquérir cette connoissance par l'odeur, on le pourroit probablement par le mouvement: Il ne s'agiroit que de trouver un instrument qui rendît sensible la différence des matières perspirables en différens temps. De nos jours, où l'on se sert si utilement des baromètres, des hydro-

mètres, des thermomètres, des aréomètres, des électromètres, etc. il me semble qu'on pourroit s'appliquer à rechercher, ou plutôt à recouvrer cette invention, qui ne paroît pas avoir été ignorée des anciens. Lambecius, dans la bibliothèque de l'Empereur, parle d'un instrument par lequel on pouvoit décider de la vie ou de la mort des malades ; or en le portant à sa perfection, on pourroit peut-être juger en tout temps de l'état de toute personne. *Anonimi cujusdam autoris collectio variarum rerum medicarum, caput ultimum, sive XXXII, continet Petosiris Phylosophi Egiptii epistolam astrologicam, ad Nechepson Regem Assyriorum, cum adjunctâ figurâ organici, astrologici, per quod de vitâ et morte potest judicari.* Sans avoir vu cet instrument, je présume, selon toutes les apparences, que le secret en roule, sur la qualité ou le mouvement de l'air qui règne dans le lieu où respirent les malades, qualité ou mouvement qui ne se trouvent ici déterminés que par des effleuves de la perspiration. Quand j'écrivois cet article, je n'avois encore consulté, ni le manuscrit Grec, ni le manuscrit Latin de la bibliothèque du roi, où se trouve la lettre de Petosiris à Nechepson, dans laquelle est la figure du
prétendu

prétendu instrument. Je m'attendois à voir la description d'une machine aussi ingénieuse qu'utile ; mais quelle fut ma surprise lorsque je ne vis que l'image bizarre d'une espèce de talisman, dont toute la vertu étoit fondée sur certains rapports des jours où le malade se trouve, avec le quantième de la lune, et que le philosophe créateur de cette vaine chimère, étayoit toutes ses conjectures sur cette fausse et puérile invention ! Je suis persuadé qu'une infinité de personnes, qui ont lu *Vigneuil Marville*, sur la foi de qui j'ai fait ma recherche, ont cru ou croient encore à la réalité de cet instrument, au moyen duquel on pouvoit, dit-on, prononcer sur la vie ou sur la mort des malades. Ma curiosité n'aura pas été inutile puisqu'elle servira à les détromper, et à prévenir mes lecteurs contre ce mensonge imprimé.

Quoi qu'il en soit de cette erreur, il ne faut pas regarder la chose comme impossible ; et ce qui n'a pas été découvert pendant des milliers de siècles, n'en est que plus glorieux à découvrir. Nous avons le thermomètre, qui par l'assension ou l'abbaissement de sa liqueur, nous indique le dégré de chaleur ou de froid qui se trouve dans les choses et en nous ; il

E

existe un instrument qui marque la pulsa-
tion du pouls, un autre la fermentation de
notre sang, par un flux et un bouillon-
nement plus ou moins fort de la liqueur
contenue en cet instrument.. Ne pourroit-
on pas en inventer un qui fût sensible aux
variations des émanations de nos corps, et
qui indiquât les suites heureuses ou fâcheuses qui peuvent en résulter pour les malades ou ceux qui les approchent?

L'on a fait sur les qualités de l'air des
expériences qui nous ont instruit de leurs
effets favorables ou pernicieux aux animaux. On peut par analogie juger de la
vie ou de la mort d'une personne sur les
effets des miasmes qui en émanent. Car
s'ils peuvent affecter vicieusement, quoique venant du dehors, les hommes ou
les animaux qui les respirent, au point
de leur causer des maladies et la mort, il
est manifeste qu'il y a encore plus à craindre pour celui qui en recèle en soi le foyer,
et c'est ce danger qu'on découvriroit,
et qu'on pourroit ensuite chercher à écar-
ter, à dissiper, selon les observations et
les découvertes que l'on feroit. Il ne s'agiroit que d'inventer un instrument, qui pour
le rendre d'une utilité plus générale, seroit propre à indiquer en graduant les éma-

nations du corps, son état réel en santé
comme en maladie. Sans doute il y auroit
de la difficulté dans l'exécution ; mais il
ne faut pas le regarder comme impossible.

M. Geoffroy n'a-t-il pas trouvé un endio-
mètre facile à se procurer en tout lieu,
au moyen duquel on peut connoître le
dégré de putridité des maladies et la quantité d'air vital.

Cette méthode simple et facile, ensei-
gnée par ce savant dans ses leçons de
chimie, est fondée sur la propriété qu'à le
foie de soufre d'absorber l'air vital de
l'athmosphère, et de laisser la mophête. On
prend douze parties de dissolution de foie
de soufre, sur huit parties d'air athmosphérique, c'est-à-dire, qu'on remplit par exemple une bouteille ordinaire jusqu'aux trois
cinquième de la dissolution du foie de soufre ; on la bouche avec un linge imbibé
d'huile ; on la cachette et on la laisse renversée dans un lieu tranquille pendant
quinze ou dix-huit jonrs, à cette époque
on la débouche, en la tenant renversée
et plongée dans l'eau, ayant soin de mar-
quer auparavant avec un papier collé au
dehors à quelle hauteur le foie s'élève ; après
avoir ôté le bouchon dans cette position,
l'eau du vase pénètre dans la bouteille pour

remplir le vuide produit par l'absortion de l'air vital , et on marque encore avec du papier, ce nouveau point d'élévation. Si on fait ainsi des expériences comparatives sur deux espèces d'air , dont l'un soit vicié et l'autre aussi pur qu'on puisse l'obtenir, on pourra juger du dégré d'impureté du premier , par la plus grande quantité de mophète athmosphérique qui reste dans la bouteille.

On connoit l'électromètre de M. de Saussure de Genève , instrument propre à reconnoître l'électricité de l'air , qui joue un grand rôle à la surface du globe , et spécialement dans l'économie des êtres organisés ; car peut-on douter que la douce et continuelle électrisation que subit un homme qui se promène au grand air , dans un lieu élevé et découvert, n'influe sur ses organes , sur la circulation du sang ? Ceux qui croiront à cette influence de l'électricité aérienne aimeront sans doute à porter avec eux un de ces électromètres , qui leur indiquera son intensité , et leur servira à choisir les sites les plus avanta-geux : mais le principal usage de cet ins-trument, est de servir à la météorologie , dont les phénomènes doivent avoir néces-sairement des rapports très-intimes avec l'électricité de l'air, laquelle elle-même peut avoir tant d'action sur nos solides, et plus encore sur nos fluides.

Après cette digression qui ne me paroît pas déplacée pour l'avancement des sciences et des arts, je reviens au défaut de transpiration, objet du présent chapitre.

La suppression de la transpiration la plus abondante de toutes les évacuations, est regardée, d'un aveu assez général, comme une cause du Rhumatisme, de la Goutte, et avec raison ; la chose sera plus croyable d'après les notions physiques que nous allons mettre sous les yeux de nos lecteurs.

On sait que toute l'habitude du corps, est parsemée d'une infinité de petits trous invisibles, que l'on nomme pores, dont la pression de l'air, le dégré de chaleur, de fraîcheur, d'humidité, augmentent ou diminuent le ressort. On en distingue de trois espèces. Les uns sont absorbans et faits en formes d'antonoirs. C'est par leur voie que l'eau dans les bains, le mercure dans les frictions, filtrent dans le corps, ainsi que les atômes purs ou impurs dont l'air est chargé et d'où dépendent en grande partie la maladie ou la santé. Ce qui pourroit donner lieu à une nouvelle médecine,

E 5

dont les remèdes ne s'administreroient qu'en aspirations, frictions, bains, effleuves, etc. Car si l'on peut empoisonner ainsi, l'on peut guérir de même. L'histoire nous apprend que Jeanne d'Albret, fut empoisonnée par des gants et des collets parfumés, achetés chez un certain René Florentin qui se vanta de son crime. Un valet-de-chambre empoisonna son maître avec du papier qu'il mit dans sa garde-robe.

Il y a une composition de certaines boules, qui, tenues dans la main pendant une demi-heure au plus, purgent ou font suer, ou font uriner, ou font dormir, selon l'intention pour laquelle elles ont été composées. La chaleur animale, excite de ces boules des émanations, qui s'insinuant dans le sang par les pores, y opèrent ces différens effets, qui pourront être renouvellés pendant une année entière, pourvu qu'on ait soin de renfermer ces boules chacune à part, dans des boëtes bien fermées, après chaque opération.

Une personne de ma connoissance n'avoit besoin, pour se purger copieusement, que d'aller chez un apothicaire son voisin, et de le prier de vouloir bien tamiser ou faire tamiser du jalap. Il en respiroit quelques momens la vapeur, puis se reti-

roit chez lui , pour en éprouver les effets
de la purgation la mieux ordonnée ; ce
qui lui réussissoit à merveille.

Il paroit qu'un principe odorant accompagne constamment la propriété émétique
et purgative dans les végétaux, et qu'il
est même en grande partie la cause de leur
action sur l'économie animale. Cette assertion est démontrée par le séné , dont l'esprit
recteur qu'on en tire par la distillation
jouit d'une vertu purgative très-forte, et
l'odeur qui s'exhale de son infusion suffit
pour produire une purgation chez bien des
sujets. C'est sans doute par un pareil principe que le bois de Sophora purge les
hommes qui le coupent et qui le scient ,
comme s'en sont assurés des observateurs
dignes de foi.

Nos corps sont de vrais cribles ; des
milliers de petites pompes s'ouvrent à leur
surface , et tout ce qui les entoure y verse
le germe d'une santé constante ou d'une
altération destructive. Il importe donc
d'avoir des amis, des domestiques sains.
Il n'est pas indifférent pour un mari d'a-
voir une femme d'une forte , ou foible
complexion, ou d'une santé équivoque , et
réciproquement pour une épouse d'avoir
un mari d'une bonne ou d'une mauvaise

constitution. La théorie du magnétisme
animal, auroit ici son application. Mais
sans m'égarer en digressions, ce que je dis
des personnes, je le dis des lieux, de l'atmosphère, de l'air et de tous les miasmes ambians dont nous pouvons ressentir
les effets nuisibles ou salutaires.

Si l'observation et l'expérience ne venoient à notre secours, on auroit sans
doute peine à se persuader combien
est considérable le volume de matière
qui entre avec l'air dans nos corps par
cette voie. Keill nous apprend dans ses
observations, qu'en une seule nuit, il
attira en dormant, jusqu'à 18 onces d'humidité. Cette vérité confirmée par plusieurs
savans observateurs, devient palpable par
l'expérience. Dans un changement de
temps, qui de sec devient humide, il arrive, lorsque les pores sont exposés à l'air
et bien ouverts, que le corps devient plus
pesant, sans que l'on ait pris de nourriture.

D'après cette observation constante, on
se croit fondé à assurer que dans un pareil changement de temps, l'inspiration
excède quelquefois la transpiration. Les
personnes affectées de l'asthme sec ou humide n'ont pas besoin d'idiomètre pour

graduer ces effets. Chaque inspiration leur en donne la différence. Dans l'été sur-tout, où l'état de l'athmosphère varie instantanément, le leur varie de même. Si quelqu'un vouloit nier l'existence des pores absorbans ou inhalans, je ne ferois que lui citer le phénomène prodigieux d'une femme, dont les urines chaque jour pesoient 27 livres, quoique tous les alimens qu'elle prenoit tant secs que liquides, n'allassent pas au-delà de quatre livres, phénomène que l'on ne peut expliquer, comme l'a fait Cardan, que par une transpiration interne, c'est-à-dire, du dehors au dedans.

Les autres pores sont appelés sudorifiques, parce qu'ils donnent issue à la matière de la sueur; ils sont grands et ouverts, mais peu nombreux.

Les troisièmes sont les perspirables, infiniment petits, mais infiniment multipliés; (1) ce qui fait que la matière qu'ils évacuent, surpasse la sueur, et par cette raison un corps qui sue, dissipe beaucoup moins qu'un corps qui transpire, avec cette restriction pourtant, qu'on ne doit point

---

(1) Leuwenhoek en a découvert au microscope 125,800 sous une portion de la cuticule de l'étendue d'un grain de sable.

entendre ceci d'un corps qui seroit toujours en grande sueur; mais proportionnellement au temps, et respectivement,
à la disposition que l'un auroit a la sueur,
et l'autre à la perspiration Car toutes choses égales, quoi qu'en disent Noguès, Sanctorius et plusieurs autres, je ne puis croire
qu'à même durée de transpiration et de
sueur, le corps qui transpireroit, fit une
plus grande déperdition que celui qui
sueroit. puisque la perspiration n'affoiblit
pas, et que la sueur au contraire affoiblit
extrêmement. ce qui suppose une dissipation bien plus considérable. Une grosse
pluie en temps égal donne plus d'eau qu'une
pluie fine. ces grand s, ces violentes aver-
ses qui inondent et couvrent toute la
surface de la terre sur laquelle elle coulent avec rapidité, sont l'image de la
sueur qui sort comme en flots et inonde
la peau, parce que l'humeur est trop épaisse
pour subir la transpiration ou l'avolation.
Si donc la transpiration évacue davantage
que a sueur, c'est plus à raison de sa
continuité. que de son abondance. C'est
à quoi il me semble qu'on n'a pas fait assez
d'attention. Je crois même être le premier
qui ait fait cette observation, que l'expérience journalière vérifie. Je dois encore

faire remarquer que la perspiration ne
supprime pas les urines, comme le fait la
sueur ; ceux qui éprouvent celle-ci n'uri-
nent point, ou presque point dans le temps
qu'ils suent, par proportion à celui pendant lequel ils ne subissent pas cette évacuation. On voit sécher et dépérir d'épuisement les tempéramens qui suent, tandis que ceux chez qui la transpiration est
bien établie, sont dans un état de santé
et d'embonpoint.

La transpiration a cela de commun avec
l'émanation, qu'après son opération pendant quelques années, le sujet doit être
dans le même état qu'il étoit, à quelques
petites différences près de diminution, ou
d'accroissement selon l'âge.

La dissipation continuelle du corps exposé au travail, au mouvement, au choc
des élémens, à l'action de la chaleur naturelle, exige une réparation qui, en com-
pensant la déperdition qu'il essuie, le ré-
intègre, l'entretienne et l'augmente même
dans l'enfance et dans la jeunesse pour le
conduire à sa complète existence. Ceci est
l'affaire d'une nourriture saine et suffisante, qui, élaborée par une bonne digestion des alimens, fournit à la dépense
journalière. La nature toujours sagement

prodigue, l'est ici comme dans l'œuvre de
la génération, où pour un germe qui doit
être fécondé, elle fait les frais de mille.
Ainsi pour quelques parties similaires qui
doivent s'unir au corps et le former, elle
exige par la faim et la soif, que nous
prenions beaucoup plus qu'il ne nous en
doit rester ; de-là la nécessité d'évacuer le
superflu. Or, s'il est démontré, comme il
l'est en effet, que la voie de la transpiration est la plus abondante des évacuations, il s'ensuit qu'elle est la plus nécessaire, et par conséquent que sa suppression est la plus dangereuse.

En effet, si le défaut des sécrétions du
ventre et de l'urine, cause des maux si
fâcheux, quoiqu'il y ait de grands réservoirs pour contenir les matières de ces évacuations, que sera-ce des effluves suspen-
dus de la transpiration, dont l'avolation
surpasse toutes les autres évacuations réu-
nies ensemble ? Quel désordre cette suppression ne doit-elle pas causer, n'y ayant
point d'autres cavités, d'autres réservoirs
de la matière abondante de la perspiration,
que les vaisseaux où elle se trouve mêlée
et confondue avec le sang.

On sait que dans l'estomach et dans les
intestins, il se fait, ou doit se faire, une

séparation des parties grossières qui sont rejetées par les voies excrétoires. Le chyle ou l'aliment divisé, dissout, assez atténué et liquéfié pour franchir le pylore , passer dans le duodenum, et de-là dans les veines lactées , afin de s'y affiner davantage et s'y imprégner du suc poncreatique , se mêle au sang qui le transporte et passe dans toutes les parties du corps. Il continue à s'y dépurer par le mouvement de la circulation , de tout ce qui lui restoit de grossier. La matière brute est chassée par ce mouvement, et sort par les voies des sécrétions , et principalement de la transpiration , tandis que les parties analogues au sang , demeurent. Ensuite , comme ce fluide parcourt plusieurs fois toute l'habitude du corps , on conçoit que dans ce mouvement de circulation continuelle , chaque partie attire à soi les molécules homogènes , et laisse aller celles qui ne le sont point. De cette façon toutes les parties se développent et se nourrissent , non par une simple addition de parties et par un augmentation superficielle , mais par une pénétration intime, produite par une force qui agit dans tous les points de la masse , et que l'on pourroit appeler *intu-susception.*

Quoi qu'il en soit , il ne faut pas croire que le besoin fréquent que nous avons de nourriture , regarde autant l'entretien des parties solides que celui des fluides. les solides s'usent , se dessèchent , j'en conviens, et il les faut de temps en temps humecter , rafraîchir · beaucoup de particules de leurs masses doivent être réparées ; mais tout cela n'iroit pas à des frais considérables Au contraire, il n'en faut pas la millième partie ; car il n'y a que les parties pateuses , dont le suc nourricier est précisément composé , propres a l'assimiler , je veux dire à faire corps avec les solides ; en quoi je trouve beaucoup de rapport avec l'ingénieuse manœuvre des doreurs , qui , pour attacher leur or sur l'argent, le dissolvent d'abord en l'amalgamant avec le mercure , ensuite l'ayant étendu sur l'argent qu'ils veulent dorer, ils font évaporer le mercure par le feu , qui laisse l'or très-fortement collé ; or, il n'est employé pour la nourriture des solides qu'une très-petite quantité de suc nourricier ; la plus grande dépense regarde donc les fluides ; mais malgré leur renouvellement presque continuel , cette dépense est infiniment moindre de ce qu'on pourroit l'imaginer.

La quantité de matière épurée n'a pas de proportion avec les autres parties hétérogènes ou superflues qui doivent être évacuées. La somme de celles-ci les surpasse presque du tout. Quelqu'embonpoint qu'on prenne ou qu'on entretienne, on voit que si le corps s'approprioit chaque jour d'une manière permanente la centième partie des alimens, au bout de quelques années, il deviendrait un colosse, un fardeau d'un poids et d'un volume énormes. La quantité presque entière des nourritures s'évacue donc, ou doit s'évacuer, pour que l'on n'éprouve pas de leur surcharge une infinité d'accidens.

On peut soumettre, et l'on a soumis en effet à un calcul arithmétique et à la balence, la preuve de ce que j'observe. Si l'on prend huit livres d'alimens, trois se déchargent par les voies les plus ouvertes, et cinq se dissipent par la transpiration. Pesez, dit Sanctorius, un homme à jeun, supposez qu'il pèse cent livres, faites lui perdre huit livres d'alimens dans un jour, pesez la masse de toutes les sécrétions les plus sensibles qui se font pendant vingt-quatre heures, vous verrez qu'elle n'est que de trois livres. Repesez le lendemain le même homme, et à la même heure, vous verrez qu'il ne pèse qu'un cent ; donc il s'est évaporé par la transpiration cinq livres. Cette expérience tentée et réitérée sur les hommes et les animaux, a donné le même résultat, avec cette différence, que dans les pays chauds, la quantité des matières dissipées par la perspiration, est plus grande. En Italie, par exemple, elle est plus considérable qu'en France ; en France, plus qu'en Angleterre, et dans tous les climats, plus ou moins abondante, suivant les saisons.

Admettons encore sur ce fait incontestable, une autre supposition ; savoir, que de ces cinq livres qui doivent s'évaporer par la transpiration, le vingtième, c'est-à-dire, un quart de livre, vienne à rester chaque jour, soit par cessation momentanée de cette dissipasion, soit par sa diminution, au bout seulement de quatre mois, on aura le poids de trente livres de matières hétérogènes et superflues. Qui ne conviendra à présent qu'une si grande quantité d'humeurs, ou ramassées en un seul endroit, ou répandues dans l'habitude du corps, ne soit capable de rompre l'équilibre des fluides et des solides, de troubler, d'intercepter le jeu de notre frêle machine, dont un seul atôme peut détruire

toute l'harmonie ? Le défaut de transpiration est donc une cause bien commune de
maladies dans lesquelles il faut compren-
dre la Goutte et le Rhumatisme. Une
simple suspension ou suppression momentanée de cet effleuve, ou de la sueur, peut
déterminer l'apparition de ces maux.

Lorsque quelqu'un s'est échauffé, soit
par le travail, soit par la marche, ou par
une chaleur de poële ou d'étuve, au point
d'avoir mis dans un mouvement plus qu'ordinaire, les fluides, il entre dans une transpiration sensible, ou même en sueur ; si
dans cette circonstance, il se laisse tout-
à-coup frapper d'un air assez froid, ou
seulement assez frais pour répercuter les
humeurs que la chaleur avoit atténuées et
disposées à l'avolation, il se fait un reflux très-funeste, en ce que ces humeurs
ne rentrent point dans le torrent de la
circulation. Car d'un coté, poussées par la
suite de l'action du mouvement et de la
chaleur ; de l'autre repoussées par l'inaction, la fraîcheur, ou la froidure, auxquelles
on s'expose, ces matières ne subissant point
les effets d'une circulation régulière, peu-
à-peu se refroidissent, s'affaissent, se déposent, ou rampent sourdement, errent
avec peine et vaguement dans les nerfs,

les tendons , les muscles , les aponevroses , ect. Voilà une cause prochaine et
subite du Rhumatisme , et même de la
Goutte , si l'humeur passe et se décharge
dans les articles.

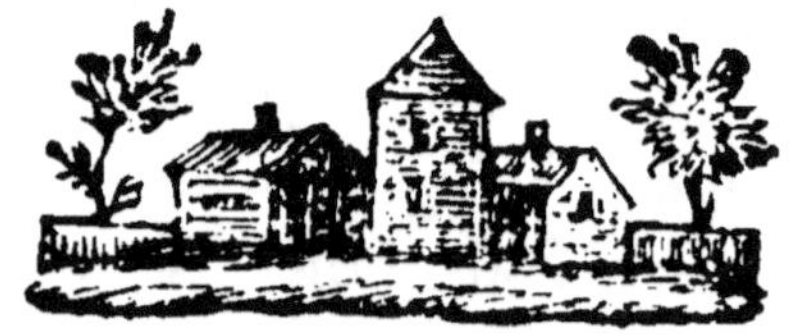

SECTION TROISIEME.

SECONDE CAUSE.

Les mauvaises qualités du sang.

CE fluide rouge qui entre dans le ventricule droit du cœur, qui en sort par le gauche, qui part de ce point pour se porter par mille et mille ramifications infiniment subdivisées d'artères, de vaisseaux et de veines, aux parties les plus éloignées, pour revenir à son centre ; ce fluide vivificateur de tout notre être, s'appelle sang. Le cœur le reçoit venant de chaque partie du corps par le moyen des veines, et le renvoie par les artères, dans toutes les parties de notre machine. C'est de ce sang que toutes les parties du corps, aussi bien que les viscères, tirent leurs humeurs respectives, qui varient selon leur différente tructure. Il contient donc toutes celles qui circulent dans le corps humain, non point relativement à leur nature et à leurs qualités particulières, mais par rapport à leur matière, qui est telle dans toutes les parties, suivant leur structure propre, que l'auteur de notre corps a jugé à propos de la produire dès le commencement. Durant la circulation, cette matière qui a souffert du changement dans tous les organes et dans tous les viscères, retourne au cœur, à l'exception de quelques-unes de ses parties qui s'échappent du corps. On peut donc assurer que toutes les humeurs s'engendrent du sang, qu'elles y ont été, et qu'elles y sont contenues, ce qui ne peut avoir lieu sans participer à ses bonnes ou mauvaises qualités ; d'où il suit que de l'épaisissement seul de cette chair coulante, toujours prête à se concraître, à perdre sa fluidité à la moindre suspension, au moindre ralentissement de son cours, il doit résulter bien des désordres dans l'économie animale, désordres qui se multiplieront en raison des vices dont ce fluide pourra être infecté.

Plus la pureté du sang est favorable à tous les organes, plus son impureté leur devient pernicieuse. Si donc il est plus ou moins altéré dans les diverses matières qui l'accompagnent ou le composent, ou même dans une seule, cette altération quelconque, donne naissance à quelque indisposition, à quelque maladie ; or, la Goutte et le Rhumatisme, qui tiennent à tant de causes influantes sur cet agent, mobile principal de tant d'autres, ne peuvent manquer d'en dépendre ; ainsi la sécheresse, l'épaississement du sang, son acidité, sa viscosité, son acrimonie, peuvent donner lieu à la génération de ces maux.

Toutes les humeurs du corps humain, sont douces lorsqu'elles sont saines, puisque le sang d'une personne qui se porte bien ne cause aucune douleur dans l'œil ; et lorsqu'il est dans cet état, son cours est extrêmement uniforme ; mais aussitôt que des substances âcres s'y mêlent, il survient une fermentation, qui cause au moins de la douleur, si elle ne cause en même temps enflure et dépôt ; dans le premier cas, c'est le Rhumatisme ; dans le second, c'est la Goutte.

La santé n'est parfaite qu'autant que le sang est louable, et qu'il se distribue en mesure et en quantité convenables dans tous les vaisseaux. L'augmentation de son mouvement fait qu'il s'allume une grande chaleur dans toute sa masse. Alors il se dessèche, acquiert de la viscosité, et forme des concrétions.

On trouve dans le sang de la personne la plus saine une disposition naturelle à se cailler, qui se manifeste toutes les fois qu'on le laisse reposer au sortir des vais-

seaux. Toutes les humeurs du corps à l'aide
du mouvement du sang et de la chaleur
qui en résulte, peuvent devenir totalement
morbifiques par la violence de la pression,
par le *congulum* produit par l'augmentation de la chaleur, et par l'excès de l'a-
crimonie. Les humeurs grossières qui ne
peuvent circuler dans les parties les plus
étroites des vaissaaux, entrent dans ceux qui
se trouvent dilatés ; les distendent, et les
engorgent.

On sent qu'il doit résulter beaucoup d'inconvéniens et de bien dangereux, de la
lenteur du mouvement circulaire, et, à
plus forte raison, de la stase du sang en
quelque partie que ce soit. Le cours des
fluides ne peut éprouver de dérangement
sans nuire à l'équilibre, sans le rompre ; et
le moindre vice dans les humeurs peut
causer ce trouble, capable d'interrompre
l'harmonie de tous les ressorts d'une machine soumise aux loix les plus rigoureuses
de l'hydrostatique. Ce qui ne peut manquer
d'arriver, si le sang ne se dépure parfaitement par la perspiration.

SECTION QUATRIÈME.

TROISIÈME CAUSE.

Les excès vénériens.

CE qui confirme l'assertion que je viens d'avancer, c'est que toutes les autres causes particulières de la Goutte, sont plus ou moins funestes, selon le plus ou le moins d'obstacles qu'elles apportent à la transpiration. Les excès vénériens, par cela même, sont capables d'engendrer cette maladie, et d'en redoubler les accès, en ceux qui en sont atteints. Car, comme il est de fait qu'ils nuisent à la perspiration, il n'est pas douteux que cette suppression, ne fût-elle que d'un quart, comme l'observe Sanctorius, ne puisse en différentes fois faire un grand mal. Mais l'émission de la semence, me direz-vous, ne peut-elle pas compenser le défaut de transpiration qu'elle occasionne ? Non assurément : il arrive tout le contraire. La semence étant une liqueur parfaitement élaborée, épurée et disposée à reporter dans tout le corps de quoi réparer ses pertes, entretenir et augmenter son embonpoint, comme on en

a la preuve dans les Eunuques, dans les
tempéramens froids , qui sont tous fort
gras, et même dans les tempéramens délicats, dont la santé suit la tempérance dans
les plaisirs ; sa perte, loin de compenser par
quelque bien les accidens qui surviennent
du défaut de la perspiration qu'elle intercepte, ajoute encore à ce mal l'appauvrissement du sang et l'extinction du feu,
principe de la vie. Les nerfs deviennent
foibles et languissans , la contraction des
muscles et des autres ressorts diminue,
les viscères perdent leur activité, le cœur,
le cerveau dégénèrent et entraînent avec
eux la ruine du reste. Faut-il qu'un plaisir aussi vif, aussi pur, aussi légitime, aussi
nécessaire, expose a de si fâcheux inconvéniens ! ah ! n'accusons point la nature;
l'amour et ses faveurs sont aussi utiles
qu'agréables ; mais il a le sort des meilleures
choses , dont l'abus est toujours très-dangereux. *Corruptio optimi pessima.*

C'est une chose digne d'admiration, que
si nous ne nous accordons autant de voluptés corporelles que la nature en peut com-
porter, ou qu'elle en a de besoin ; que si
même à cause de diverses occupations,
nous résistons à ses appétits, nous la re-
mettons à une autrefois, et qu'à peine
nous

nous lui obtempérions en ses nécessités ; ou que, comme dit Platon, nous ne cédions qu'après qu'elle nous a pressés, piqués, aiguillonnés, nous n'en souffrons aucune perte, aucun inconvénient, aucun domage. Mais au contraire, si nous lâchons les rênes à nos passions ; si au lieu de les régir, elles nous maîtrisent, nous devons craindre les plus grands maux, pour des sensations foibles et peu voluptueuses qu'elles nous donneront. Car comme le rire forcé est moins doux, moins agréable que fâcheux, convulsif et évanouissant ; ainsi les voluptés que reçoit le corps, agacé, stimulé, irrité, sont violentes, outrées, turbulentes, hors de nature, et conséquemment très-funestes.

On connoît les effets pernicieux et presque incurables de la masturbation, de l'Onanisme, de la Nymphomanie : ceux d'une jouissance excessive, procurent les mêmes accidens ; mais si à ces maux désespérans se joint la complication du virus syphilitique avec l'arthritique, quelles nouvelles difficultés, quels durs travaux pour la cure, soit qu'on l'entreprenne tout à-la-fois sous ce double rapport, ce qui est presque impossible, soit qu'on l'entreprenne, sous chaque séparément !

F

Il ne faut cependant pas croire qu'il ne puisse y avoir de Goutte et de Rhumatisans que chez ceux qui donnent dans les excès vénériens. L'abstinence absolue des jouissances naturelles peut engendrer mille désordres , en laissant séjourner trop long-temps dans les réservoirs qui lui sont destinés , l'humeur séminale. Cette stagnation peut altérer ses qualités, condenser, aigrir, corrompre , délétérer les matières ; ou si cette humeur que devoit dépenser un plaisir légitime , reflue, il faut qu'elle tourne au profit de l'embonpoint , qui, devenant excessif, rend lourd , paresseux , inhabile au travail et à l'exercice ; état bien propre à engendrer toutes sortes de maladies. Toute apathie ou contrainte nuisible à nos facultés , contrarie la nature ; delà les infirmités des personnes trop sobres , trop tempérantes , j'oserai dire trop sages par tempérament ou par vertu. Ce qui me feroit adopter cette pensée du meilleur de nos poëtes lyriques (Quinault).

> Ce n'est pas être sage ,
> Que de l'être plus qu'il ne faut :

Paroles qui ne sont qu'une traduction de cette maxime de Saint-Paul , *non plus opportet sapere ; quam opportet sapere.*

SECTION QUATRIEME.

Troisième cause.

Les excès dans le manger.

Un vice bas, abject, impardonnable, la gourmandise, peut aussi donner naissance à la Goutte, d'abord par l'interruption de la transpiration. Cette évacuation dans les gens qui se portent le mieux, languit pendant quatre heures après le repas ; elle ne dissipe guères dans cette intervalle que quatre onces par heure. Si donc vous reprenez un repas avant la neuvième heure, vous suspendez ou diminuez la perspiration d'autant que vous avancez la réfection : Dans quel travail ne jetez-vous pas alors la nature, en accumulant sur les arrérages de la transpiration du premier repas, la charge du second ! Pendant cette nouvelle suspension, la nature ne pouvant épuiser le tout, il faut que les canaux excrétoires s'affaissent et se collent faute d'usage, sur-tout si le lendemain et les jours suivans, on se livre à la même intempérance. Au contraire lorsqu'on ne prend les alimens qu'avec beaucoup de sobriété et à de justes distances, la perspiration va son train sans obstacles, les vaisseaux qui ne sont point gorgés, se contractent aisément et atténuent infiniment les sucs qui doivent être chassés par la transpiration.

Ce n'est pas seulement la fréquence des repas qui peut procurer la Goutte ; mais encore l'abondance et la succulence des mets, parce qu'elles introduisent dans la masse du sang, une plénitude qui la surcharge. Nos modernes Sybarites et leurs convives ne pourroient, pas comme Milon de Crotone, tuer un bœuf d'un coup de poing, le porter à cent stades, et dévorer gloutonnement toute sa chair en un jour ; mais ils peuvent bien (et ils se vantent de cette prouesse) consommer l'essence de cinq à six moutons, de quelques veaux, d'un bœuf tout entier, et cela dans un seul repas, où l'on emploie cette énorme quantité de viande en sausses, en jus et en coulis.

Pour peu qu'on conserve de retenue, l'on a honte de se provoquer par artifice aux plaisirs de l'amour ; tandis qu'on se fait gloire de provoquer toutes ses facultés aux jouissances de la plus grande chaire et de la plus recherchée. Les viandes simples et ordinaires, contiennent l'appétit dans les bornes de la tempérance ; mais l'art

de la cuisine a fait de nos jours, de si pernicieux progrès, que ceux qui l'exercent, sont
venus à bout de nous faire appêter et sa-
vourer des nourritures converties en poisons plus ou moins actifs , par l'abus des
épices qui dessèchent notre sang, altèrent
nos humeurs , et nous portent même au-
delà de la faim , dans l'usage de ces alimens pernicieux.

Tous les alimens dont nous faisons usage , à l'exception de l'eau et du sel, sont
tirés du règne animal ou végétal , et la
plupart ont besoin de la main du cuisinier pour pouvoir être plus aisément dissous
par les actions employées à leur résolution. Le devoir du cuisinier consiste donc
à diminuer la cohésion des substances ali-
menteuses , à les digérer en partie avant
qu'on les mange ; et l'on ne sauroit commettre une faute plus capitale contre la
santé, que de les durcir comme il arrive
quelquefois, encore que le palais en soit
flatté. C'est pourtant ce que l'on fait dans
toutes les salaisons , tant des poissons que des
autres animaux. Par rapport aux premiers ,
comme on ne vise qu'à la conservation de
leur chair , on n'y emploie que le sel qui ne
fait que les rendre durs et coriaces; mais
à l'égard des autres , voulant, outre leur

conservation qu'on a en vue , relever le
goût de leur chair , sel, poivre gingembre ,
canelle, épices, et aromates de toutes sortes,
sont prodigués à leur espèce d'embaume-
ment. Je laisse à penser quel travail doivent
donner à l'estomach , de pareils alimens
pour la digestion ; et supposé que quelques-unes de leurs parties soient digérées,
quelle acrimonie elles doivent porter dans
le chyle, la lymphe et le sang, sur-tout,
si l'on en use avec indiscrétion et intempérance !

Outre les excès dans le manger , la vie
oisive , lâche et forcément sédentaire que
mènent à cause de leur poids, ceux qui
font un dieu de leur ventre, cause la stagnation des humeurs , et nuit à leur dissipation. Les sucs d'un sang trop épais
s'arrêtent dans les vaisseaux capillaires, y
séjournent, les dilatent, et voilà les douleurs de la Goutte qui se font particulièrement sentir dans les articulations où
se forme le dépôt des humeurs.

Comme les parfums des fleurs, foibles
par eux-mêmes, mêlés avec l'huile, acquer-
rent de la force et de la vigueur ; ainsi la
réplétion d'humeurs, donne corps et substance aux causes et aux occasions extérieu-
res des maladies. Sans la quantité excessive de matières superflues , il n'y auroit

point de danger , parce que ces germes des indispositions pourroient se dissoudre et se dissiper s'ils étoient reçus dans un sang pur et dans des esprits subtils ; mais où il y a redondance d'humeurs , et singulièrement d'humeurs corrompues , il en sort comme d'une fange profonde qu'on vient de remuer, des miasmes pestilentiels, principes funestes des maux les plus dangereux et les plus difficiles à guérir.

Ce n'étoit pas assez pour la foiblesse humaine d'être exposée à ces maux , par les excès des plaisirs les plus attrayants, les plus vifs , les plus délicieux et les plus nécessaires au soutien de l'homme et à la propagation de son espèce ; ce n'étoit pas assez pour nous d'avoir à résister à la tentation de tant de jouissances flatteuses , mérite en quoi consiste la tempérance , qui, lorsque nous écoutons sa voix , nous retient dans de justes bornes; ce n'étoit pas assez pour notre fragilité d'avoir à sacrifier à la santé , état paisible , dont le bien est à peine senti , une foule de voluptés ravissantes ; il falloit encore , ô nature marâtre ! que nous encourussions les maux les plus cruels par l'usage , même modéré des alimens les plus communs. Qu'un pareil sort est à plaindre ! c'est la désespérante situation de Tantale.   F 4

SECTION CINQUIEME.

QUATRIÈME CAUSE.

Les nourritures animales.

LES nourritures animales qui sont si ordinaires, paroissent certainement permises, et par l'exemple d'une infinité despèces d'animaux qui s'en substantent, et par la raison du plus fort. Dieu lui-même, en plusieurs endroits de l'écriture, nous accorde le privilège d'en user. Cependant cet usage si conforme, ce semble, a un droit très-commun, si autorisé par la révélation, et si flatteur pour les sens, qu'il met, selon M. Loubet, notre frêle machine à la torture; et même si l'on en croit ce chirurgien, c'est l'unique cause de la Goutte. Je suis de son avis, quant au premier point; mais non pas quant au second.

L'usage des nourritures animales de toute espèce, engendre la Goutte, parce que ces alimens pleins de sucs, dont la matière est indigeste et pesante, rendent nos humeurs inertes et acrimonieuses, et que de plus, ils se corrompent. On ne veut point manger de viandes nouvellement tuées, on en attend la mortification, je pourrois dire la putréfaction, qui, quoiqu'elle ne soit pas toujours sensible au goût, n'en est pas moins certaine, puisque sans cela la chair n'en seroit pas attendrie. Il y a même telles viandes qui n'ont point de saveur, si elles ne sont à ce point. On compte les jours; on juge par le flair du dégré de venaison; on les mange enfin putréfiées. Le palais est flaté d'un mets agréable et d'un fréquent usage; mais c'est aux dépens de l'estomac, qui trop souvent et trop pésamment chargé, se fatigue, ne fait que de mauvaises digestions et de fausses coctions, dont le chyle est très-imparfait. Les substances animales infectent la masse de nos humeurs; celles-ci, par des mouvemens redoublés d'oscillation, forment des concrétions, se portent sur différentes parties de notre corps; et quand elles s'y arrêtent, elles produisent les douleurs de la Goutte, du Rhumatisme, très-souvent de l'une et de l'autre à-la-fois, ou forment le calcul et la pierre.

L'origine de ces maux n'est point une chimère. Il est même très-probable, que l'usage des viandes nous est aussi pernicieux qu'il nous est peu naturel, quelque habituel qu'il soit. L'homme, dans l'état de nature, est

frugivore. C'est ce que démontre sa seule
structure. Cette observation pourra déplaire
à de voraces gourmans ; mais elle sera
avouée des personnes sensibles et tempérantes, qui reprocheront à leurs auteurs
de les avoir élevées dans cet usage si funeste et si barbare. Ne blâmons donc point
la nature. Cette mère aussi tendre que gé-
néreuse, ne nous offre-t-elle point avec
assez de libéralité des alimens purs, sains,
exquis et substantiels dans les fruits, les
légumes et les grains, pour satisfaire le besoin et même la sensualité ? Renonçons
donc à une habitude atroce, à moins que
nous ne nous glorifions de l'emporter en
cruauté, en férocité, sur les animaux les
plus gloutons, les plus voraces et les plus
carnassiers, en faisant, par pur gourmandise, ce qu'ils ne font que par nécessité.

Quel courage d'homme, dirois-je avec
Plutarque, eut le premier qui approcha
de sa bouche une chair meurtrie, qui bri-
sa de sa dent les os d'une bête expirante,
qui fit servir devant lui des corps morts,
des cadavres, et engloutit dans son estomach des membres, qui, le moment d'auparavant, bêloient, mugissoient, mar-
choient et voyoient ? Comment sa main
put-elle enfoncer un fer dans le cœur d'un

être sensible ? Comment ses yeux purent-ils supporter un meurtre ? comment put-il voir saigner, écorcher, démembrer un pauvre animal sans défense ? comment put-il supporter l'aspect des chairs pantelantes ? comment leur odeur ne lui fit-elle pas soulever le cœur ? comment ne fut-il pas dégoûté, repoussé, saisi d'horreur, quand il vint à manier les saletés de ses blessures, à nétoyer le sang noir et figé qui les couvroit ?

C'est de ceux qui commencèrent ces cruels festins, et non de ceux qui les quittent, qu'on a lieu de s'étonner : encore ces premiers pourroient-ils justifier leur barbarie par des excuses qui manquent à la nôtre, et dont le défaut nous rend cent fois plus barbares qu'eux.

Mortels bien aimés des dieux, nous diroient ces premiers hommes, comparez les temps ; voyez combien vous êtes heureux, et combien nous étions misérables ! la terre nouvellement formée, l'air chargé de vapeurs, étoient encore indociles à l'ordre des saisons ; le cours incertain des rivières, dégradoit leurs rives de toutes parts : des étangs, des lacs, de profonds marécages inondoient les trois quarts de la surface du monde, l'autre quart étoit couvert de bois et de forêts stériles. La terre ne produisoit nuls bons fruits ; nous n'avions nuls instrumens de labourage ; nous ignorions l'art de nous en servir , et le temps de la moisson ne venoit jamais pour qui n'avoit rien semé. Ainsi la faim ne nous quittoit point. L'hiver, la mousse et l'écorce des arbres étoient nos mets ordinaires. Quelques racines vertes de chiendent et de bruyere , étoient pour nous un régal ; et quand les hommes avoient pu trouver des faînes, des noix et du gland , ils dansoient de joie autour d'un chêne ou d'un hêtre au son de quelque instrument rustique, appelant la terre leur nourrice et leur mère ; c'étoit-là leur unique fête, c'étoient leurs uniques jeux , tout le reste de la vie humaine n'étoit que douleur , peine et misère.

Enfin quand la terre dépouillée et nue ne nous offroit plus rien, forcés d'outrager la nature pour nous conserver, nous mangeâmes les compagnons de notre misère, plutôt que de périr avec eux. Mais vous, hommes cruels, qui vous force à verser du sang ? voyez quelle affluence de biens vous environne ! combien de fruits vous produit la terre ! que de richesses vous donnent les champs et les vignes ? que d'animaux vous offrent leur lait pour vous nourrir et leur toison pour vous habiller ! que leur demandez-vous de plus, et quelle rage vous porte à commettre tant de meurtres, rassasiés de bien et regorgeant de vivres ? Pourquoi mentez-vous contre notre mère, en l'accusant de ne pouvoir vous nourrir ? Pourquoi péchez - vous contre Cérès, inventrice des saintes lois, et contre Bacchus, le gracieux consolateur des hommes, comme si leurs dons prodigués ne suffisoient pas à la conservation du genre humain ? Comment avez-vous le cœur de mêler avec leurs doux fruits, des ossemens sur vos tables, et de manger avec le lait, le sang des bêtes qui vous le donnent! Les panthères et les lions, que vous appelez bêtes féroces, suivent leur instinct par force, et dévorent les autres animaux pour vivre ; mais vous , cent fois plus féroces qu'elles , vous combattez l'instinct sans nécessité pour vous livrer à vos cruelles délices ; les animaux que vous mangez ne sont pas ceux qui mangent les autres ; vous ne les mangez pas ces animaux carnassiers, vous les imitez. Vous n'avez faim que de bêtes innocentes et douces, qui ne font de mal à personne, qui s'attachent à vous, qui vous servent, et que vous dévorez pour prix de leurs services.

O meurtrier contre nature! si tu t'obstine à soutenir qu'elle t'a fait pour dévorer des animaux, des êtres de chair et d'os, sensibles et vivans comme toi, étouffe donc l'horreur qu'elle t'inspire pour ces affreux repas, tue les animaux toi-même, je dis de tes propres mains, sans ferrement, sans coutelas; déchire-les avec tes ongles, comme font les lions et les ours; mords ce bœuf et le mets en pièces; enfonce tes griffes dans sa peau; mange cet agneau tout vif; dévore ses chairs toutes chaudes; bois son sang encore fumant! Tu frémis, tu n'oses sentir palpiter sous ta dent une chair vivante! Homme pitoyable! tu commences par tuer l'animal, et puis tu le manges comme pour le faire mourir deux fois. Ce n'est pas assez; la chair morte te répugne encore, tes entrailles ne peuvent la supporter, il la faut transformer par le feu, la bouillir, la rôtir, l'assaisonner de drogues qui la déguisent; il te faut des gens pour t'ôter l'horreur du meurtre et habiller des corps morts, afin que le sens du goût trompé par ces déguisemens, ne rejette point ce qui lui est étrange, et savoure avec plaisir des cadavres dont l'œil même eût eu peine à souffrir l'aspect.

Cette éloquente et pathétique déclamation de Plutarque contre les hommes carnivores, auroit pu, ou pourroit détourner, éloigner, rebuter de ces nourritures dégoûtantes, si nos ancêtres sensibles à de si justes reproches eussent rendu leurs descendans frugivores; si nous, plus éclairés et plus humains qu'eux, voulions inspirer à nos enfans la légitime horreur d'un usage si barbare. Mais ce seroient les leçons de l'écrevisse données à sa fille, tant qu'elles seront privées de la pratique. Une longue et malheureuse habitude, nous rend nécessaires ces alimens pernicieux, dont il seroit peut-être aussi dangereux que difficile de nous passer absolument. Tout ce que nous pouvons faire est de mitiger par la tempérance les effets nuisibles de leur venin; n'en usons qu'à cause de la funeste nécessité que nous en avons contractée. Prenons garde à leur qualité, réduisons-en la quantité : préférons leur dans les saisons favorables, l'usage des fruits et des légumes, accoutumons-nous, le plus que nous le pourrons, à cette dernière nourriture, insensiblement notre goût en sera flatté, et sûrement notre santé y gagnera. Cette modération sera pour nos neveux un acheminement et un encouragement à une ré-

forme entière pour leurs descendans , et
c'est alors que l'homme sera regardé non
comme le tyran , mais comme le roi bien-
faisant de tout être vivant et sensible, et
lui-même en sera plus vivace. Le tempérament fort, robuste et vigoureux des gens
de la campagne , en est un bel exemple.
Je pourrois y ajouter celui des Turcs et
des Tartares , peuples très-frugivores.

Les personnes les plus avides de viande,
me sauront gré de mon indulgence, quand
elles apprendront, qu'un savant qui con-
tredit en partie mon opinion sur l'état naturel de l'homme frugivore, ne lui accorde
cependant guères plus d'un tiers de nourritures animales, sur deux de nourritures
végétales. M. Broussonnet, dans son essai
(1) sur les rapports qui se trouvent entre
la forme des dents de l'homme et la nature
des alimens qui peuvent lui convenir, s'exprime ainsi :

« Les organes absolument essentiels aux
fonctions vitales, tels que ceux de la respiration de la digestion, diffèrent peu parmi les animaux d'une espèce à l'autre ,
parce que ces organes ont un même but
à remplir, quel que soit l'individu. Il n'en
est pas de même des dents, qui varient

---

(1) Mémoire lu en 1786 à l'Académie des Sciences.

selon l'espèce de l'animal et la qualité des substances dont il se nourrit. Les dents des animaux frugivores sont volumineuses, présentent beaucoup de surface, parce qu'elles sont destinées à scier, à ronger et à moudre; les dents des animaux carnassiers, destinées au contraire à déchirer, à rompre, à briser, à retenir leur proie, toujours prête à s'échapper, sont étroites, très-solides, hérissées de pointes. La nature en variant leurs besoins, a dû varier aussi la forme des organes destinés à les satisfaire.

S'usant par un broiement et par un frotement continuel, les dents de l'herbivore, sont composées de plusieurs couches d'émail. Or, l'homme réunit les deux espèces de dents qui appartiennent aux frugivores et aux carnivores, ce qui prouve, que les substances végétales et animales conviennent à la nourriture de l'homme ; mais dans la proportion relative au nombre de chaque espèce de dents. Car, en supposant que dans l'état de nature, les actions physiques de l'homme soient comme celles des animaux, déterminées par la forme des organes, il paroît, qu'on est en droit de conclure, que la quantité des alimens qu'il tire du règne végétal, doit surpasser celle qu'il tire du règne animal, comme vingt surpasse douze, puisque dans le nombre de ses dents, il s'en trouve vingt, qu'on peut rapporter à celle des animaux frugivores, et douze à celles des animaux carnivores.. Cette assertion, qui, continue l'auteur, jette un grand jour sur un fait important de diététique, est justifiée par tous les peuples ; ceux de l'Asie et de l'Afrique, du Continent et des isles de l'Amérique, qui associent le riz, le maïs, le manioc, la pomme-de-terre, à la chair des animaux, dont ils se nourrissent dans une proportion à-peu-près égale à celle qui fixent mes observations anatomiques, c'est-à-dire, vingt parties de substances végétales sur douze de substances animales, ou si l'on veut de cinq sur trois ».

M. Broussonnet ne trouveroit pas cette justification de son système chez les antropophages ; il ne l'auroit pas trouvée dans le temps où toute l'Inde tenoit au dogme de la métempsycose ; il ne l'auroit point trouvée à la naissance du monde, où l'homme, dépourvu de tous les moyens que lui a suggéré son industrie pour s'approprier les nourritures animales, ne connoissoit d'autres alimens que les racines, les plantes, les fruits, et n'en vivoit que

plus long-temps. De plus, qui lui a dit
que la forme des dents de l'homme, telle
qu'elle est, et prise dans son ensemble,
ne lui seroit pas aussi nécessaire pour être
frugivore, que pour être carnivore ? Combien de plantes, de racines et de fruits
exigeroient autant d'efforts de notre part,
pour nous en substanter, que les chairs les
plus coriaces ; avec cette différence que
l'usage de celle-ci, peut produire une corruption, une putréfaction, que l'on n'a
pas à craindre de celui des végétaux ?
Enfin pour donner des preuves de notre
opinion, aussi physiques que les objections
de M. Broussonet, nous dirons que parmi
les quadrupèdes, les deux distinctions les
plus universelles des espèces voraces se tirent, l'une de la figure des dents, et l'autre de la conformation des intestins. Les
animaux qui ne vivent que de végétaux ont
tous les dents plates comme le cheval, le
bœuf, le mouton, le lièvre ; mais les voraces les ont pointues comme le chat, le
chien, le loup, le renard ; et quant aux
intestins, les frugivores en ont quelques-
uns, tels que le colon, qui ne se trouve
pas dans les animaux voraces. Il semble
donc, que l'homme ayant les dents et les
intestins comme les animaux frugivores,

doit être rangé dans cette classe ; et non-
seulement les observations anatomiques con-
firment cette opinion , mais les monumens
de l'antiquité y sont encore très-favorables,
« Dicarque , dit S. Jérôme, rapporte dans
ses antiquités Grecques, que sous le règne
de Saturne, où la terre étoit encore fer-
tile par elle-même, nul homme ne man-
geoit de chair ; mais que tous vivoient des
fruits et des légumes qui croissoient naturellement » (Lib. 2. adv. Jovinian).

Je crois voir entre les animaux carnassiers
et les frugivores, une autre différence encore plus générale , puisque celle-ci s'étend
jusqu'aux oiseaux. Cette différence consiste
dans le nombre des petits , qui n'excède
jamais deux à chaque portée, pour les espèces qui ne vivent que de végétaux, et
qui va au-delà de ce nombre pour les animaux voraces. Il est aisé de connoître à cet
égard, la destination de la nature par le
nombre des mamelles qui n'est que de deux
dans chaque femelle de la première espèce ,
comme la jument, la vache, la chèvre, la
biche , la brebis, etc.; et qui est toujours
de six ou de huit dans les autres femelles,
comme la chienne , la chatte, la louve,
la tigresse , etc. La poule, l'oie, la canne,
qui sont toutes des oiseaux voraces, ainsi

que l'aigle, l'épervier, la chouette, pondent aussi et couvent un' grand nombre d'œufs, ce qui n'arrive jamais à la colombe, à la tourterelle, ni aux oiseaux qui ne mangent absolument que du pain, lesquels ne pondent et ne couvent guère que deux œufs à-la-fois. Il est donc démontré dans cette partie, que le système le plus général de la nature, fournit des raisons pour tirer l'homme de la classe des animaux carnassiers et le ranger parmi les espèces frugivores. Observation importante à la médecine pour la diététique, car il est manifeste que moins un aliment est analogue à la constitution d'un animal, moins, malgré l'habitude la plus invétérée, il doit lui être salubre. Il est donc probable que, si nous revenions à la simplicité du vivre des premiers âges, nous participerions à la santé et à la longévité dont ont joui les innocens et vertueux patriarches.

Toute ingénieuse et morale que soit l'opinion des métempsycosistes, qui ont en aversion toute nourriture préparée aux dépens de la vie des animaux, je ne m'en étayerai point. Quand j'applaudirois à cette idée ; quand je croirois que ce qui nous anime en quittant notre corps, en va habiter d'autres, et que ce principe de vie change

ainsi de demeure, je ne penserois pas qu'il
en prenne d'une espèce différente. Je n'exa-
minerai pas non plus pourquoi la divi-
nité permet que quelques animaux en dévorent d'autres ; mais j'observerai seulement que ses intentions sont que tout animal pacifique se contente pour subsister,
d'herbes, de fruits ou de racines. Si cela
est, me dis-je, certainement l'homme que
la raison doit éloigner de toute cruauté,
et même de ce qui en a l'apparence, ne
doit point, pour soutenir sa vie, l'arracher
à des êtres qu'il voit comme lui sensibles
à la douleur et chérir leur conservation.
La principale raison de notre abstinence
est donc de nous retenir de toute action
dénaturée. Que n'imitons-nous cette innocente stupidité des animaux les plus doux ;
tels mourroient de faim, plutôt que d'être
carnivores. (1) La terre nous offre abondamment, une délicieuse subsistance et beaucoup
plus salutaire, que la corruption qui suit
immédiatement la mort des animaux. Ces
deux causes destructrices ne doivent-elles
pas s'accompagner jusques dans les entrailles
de ceux qui se repaissent de leur chair,
et ne semblent-elles pas, en abrégeant les

____

(1) Le bœuf, le cheval, l'agneau, le mouton, la
plupart des oiseaux, etc.

jours du meurtrier, venger l'être vivant qui vient de périr sous ses coups ? La plupart des plantes et des racines, au contraire, contiennent des sucs doux et onctueux, qui donnent de la force et de la souplesse à nos organes. Le goût et l'odorat nous avertissent de leurs qualités bienfaisantes, qui semblent nous inviter à la conservation des autres êtres. Je ne ferai cependant pas un crime d'un usage que la nécessité et l'habitude paroissent autoriser ; mais je croirai toujours que la nature doit trouver cette nécessité et cette habitude horribles et révoltantes.

SECTION SIXIEME.

CINQUIÈME CAUSE.

Les excès du vin.

Sur ces observations, nous voilà, me direz-vous, devenus frugivores, s'il ne tient qu'à s'abstenir des nourritures animales pour éviter la Goutte ; mais qu'y gagnerons-nous, si, en la fuyant d'un côté, nous la rencontrons de l'autre ? Allez-vous encore, après nous avoir enlevé impitoyablement le corps des repas et des festins, nous en enlever l'ame, je veux dire le vin, dont la vertu vivifiante et corroborative nous anime de la plus vive gaîté ? Qui ne sait, que si la Goutte marche souvent à la suite de *Vénus* et de *Comus*, elle ne se trouve pas moins fréquemment à celle de *Bacchus*, comme l'a dit assez ingénieusement Conrad.

> Maint auteur antique et récent,
> Bien instruit en toute doctrine,
> Soutient que la Goutte descend
> De copulation divine,
> Et de Bacchus et de Cyprine.

Nous interdirez - vous aussi les plaisirs bacchiques ? Non : mais seulement leurs excès, comme je ne vous ai point défendu

ceux

ceux de l'amour, mais leurs abus ; ni les agrémens de la table, mais les viandes ou au moins les excès qu'on en peut faire.

La vérité ainsi que la vertu se trouve presque toujours entre les extrèmes. Je ne déférerai entièrement, ni au sentiment de M. L..., qui prétend que le vin , même pris outre mesure, ne donne pas la Goutte, ni à celui de M. C.., qui croit voir dans cette liqueur , même prise avec modération, un principe de ce mal. Justifiant donc le vin vieux et de bon crû , des calomnies et des imputations fausses dont on le charge, je les changerai en justes accusations contre son abus.

Le bon vin est un puissant cordial et un roboratif. Son usage modéré donne de la force aux solides, raréfie dans les vaisseaux l'humeur fibreuse de la Goutte, en accélère le mouvement, et par des efforts redoublés, la poussant du centre à la circonférence, il peut empêcher son épaississement ou le dissiper, s'il est formé ; s'opposer à la rétrogradation, et contribuer même à la guérison de l'accès ; c'est ce que plusieurs personnes , mal-à-propos scrupnleuses sur l'article du vin, dont elles se privoient, ont éprouvé presqu'aussi-tôt, que sur mon conseil, elles se sont mises

G

avec modération à son usage , sans renoncer absolument à l'eau à laquelle elles s'étoient bornées et dont elles buvoient peut-être trop.

L'eau bue en quantité, empêche la transpiration et procure la sueur , qui lors même qu'elle est nécessaire , ne doit être qu'une crise accidentelle et passagère , bien différente en cela de la perspiration qui doit être habituelle , on pourroit même dire continuelle.

Le vin , tant au commencement qu'à la fin des repas , réveille les fonctions organiques de l'estomach , rend le corps plus agile , plus gai , l'imagination plus vive et plus riante ; mais dans le courant des repas , il faut boire de l'eau , ou du moins en étendre le vin , pour délayer les parties grossières , et faciliter la solution de la pâte alimentaire , en lui donnant un véhicule doux et tempérant qui la pénètre et favorise la formation du chyle.

On imagineroit à peine les bons effets que procurent les vins précieux d'Espagne, connus sous les noms de vins de Chèrès , de Rota, de Tinto, de Porto , de Malaga ; les vins de Canarie, de ceux de Bourgogne , de Champagne, dans la Goutte irrégulière; qui attaque successivement presque toutes

les articulations. Ils augmentent le ressort
des organes, précipitent le cours des fluides,
et comme leur action se passe dans les parties nobles, ils les garantissent des dépôts
qui s'y pourroient fixer, et font que l'humeur se dépose dans les articulations, souvent même dans une seule, but auquel,
autant qu'il se peut, on doit chercher d'at-
teindre pour la guérison.

Cependant, lorsque je dis que les bons
vins sont favorables dans le cas annoncé
ci-dessus, je n'entends en recommander
qu'un usage très-discret. On en permet,
si la Goutte n'est point inflammatoire, un
quart de verre de trois heures en trois
heures, jusqu'à ce que l'accès soit devenu
régulier, ou soit presqu'entièrement fini,
si le tempérament est flegmatique, et l'on
n'est point long-temps à en attendre les
effets désirés. Tel est dans certaines circonstances, et en général, la vertu salutaire
de tout bon vin pris avec tempérance.

Entre toutes les boissons, le vin tient le
premier rang, et surpasse en bonté toutes
les autres ; il entretient la chaleur naturelle, éveille l'appétit, aide à la digestion
et aux sécrétions, rend le sang pur, dé-
sopile les conduits des reins, du foie et
de la rate, subtilise les esprits, fortifie

l'estomach, le cerveau, le cœur, enfin donne une bonne couleur à la figure, nousrend gais, plus hardis, plus courageux au combat. Bu sobrement, il entretient le corps en santé; mais son excès ôte l'usagede la raison, et cause des maladies très-graves. Plutarque rapporte que l'on ne sut trouver d'autre moyen pour arrêter et guérir la peste qui ravageoit l'armée de Jules César en Afrique, que de faire boire du vin au soldat, et qu'elle cessa, comme par miracle.

Hypocrate et Gallien accréditoient beaucoup cette boisson, et l'ordonnoient quelquefois à leurs malades, modérément prise et bien étendue avec l'eau pure.

Mais voici les fruits amers des excès qu'on en fait. L'abus de cette liqueur, qui est fort astringente, lui donne chez les grands buveurs la force d'un caustique. Elle dessèche les fibres de nos parties solides, elle épaissit si fort la lymphe et le sang, qu'ils deviennent visqueux et gluans; elle communique à toutes nos humeurs une espéce d'acrimonie corrosive. Certains vins peuvent y contribuer plus que d'autres, et être plus ou moins dangereux, selon qu'ils contiennent plus d'esprits ou de tartre. C'est sur ce fondement, mais contre toute expérience, que M. C... croit le vin de Champagne si propre à causer la Goutte, qu'il avance contre toute vérité, que la Champagne est remplie de Goutteux et de gens attaqués des autres maladies des jointures.

J'ai habité pendant quelques années cette province, et résidé dans les cantons où l'on recueille les vins les plus capiteux, qui sont ceux de la montagne de Rheims, d'Epernay, de Pierry, d'Ay, d'Auvillers, et je puis assurer comme un fait indubitable, que dans les campagnes et les villes voisines de ces bons crûs, on ne voit pas plus de Goutteux qu'ailleurs, je pourrois dire moins, par la raison que j'ai donnée ci-dessus ; ceux qui usent de cette liqueur, sobrement, évitant la Goutte par les bons effets qu'une boisson cordiale et stomachique procure chez les hommes tempérans.

Ce n'est pas que je veuille justifier l'excès du champagne, qui, peut-être malgré tout ce qu'on en dit, est le moins pernicieux des vins, parce qu'il a peu de tartre. Cependant son abus est toujours dangereux. Il est vrai que ce vin léger passe vîte ; mais la fumée qui est beaucoup plus légère et qui passe cent fois plus vîte par une cheminée, ne laisse pas de là noircir et d'y attacher beaucoup de suie, qui brûle, s'enflamme avec le tems, et menace d'un grand incendie. De même le vin de champagne, qui effectivement passe plus vite que tout autre, laisse néanmoins un tartre qui épaissit, fige les humeurs de la Goutte et les dépose sur les articles.

Je ne serai pas assurément de l'avis d'Ambroise Paré, qui conseilloit la crapule de vin, deux ou trois fois le mois, pour se garantir de la Goutte. J'ai grande confiance dans les effets d'un bon vin dans les cas que j'ai indiqués, mais non dans l'abus ou les excès qu'on en peut faire, en quelque circonstance que ce soit.

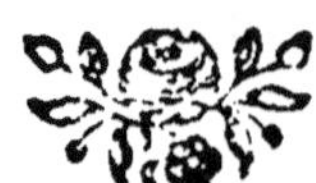

SECTION SEPTIEME.

SIXIÈME CAUSE.

L'usage des liqueurs.

LE moins se trouve renfermé dans le plus ; ainsi avoir prouvé que les excès du vin sont capables de produire la Goutte, c'est avoir démontré les pernicieux effets de l'abus des liqueurs. Plus spiritueuses, plus caustiques que le vin, elles embrasent les parties solides du corps, condensent et coagulent les fluides et causent dans ses viscères des obstructions qui affecent les buveurs, de Goutte interne, lorsque l'humeur est trop épaisse, pour se reporter aux extrémités et causer dans les articles les douleurs de la Goutte régulière.

Tout le monde peut observer que l'esprit de vin et l'eau-de-vie, qui sont les parties les plus actives du vin, épaississent et coagulent la lymphe. On peut l'éprouver sur le sang humain récemment tiré.

Voici une autre observation : sitôt que l'on a tenu de l'esprit de vin ou de l'eau-de-vie dans sa bouche, la salive devient filante et tenace comme du blanc d'œuf ; et deux heures après avoir bu ces liqueurs, elle ne

G 4

filtre plus. Cette expérience simple, mais
frappante, laisse imaginer les désordres que
peut causer l'excès des liqueurs. Elles rapprochent les élémens des fibres, organiques de la digestion, introduisent à la place
du fluide qui les unit, une matière âcre,
qui produit la rigidité et la roideur ; le
mouvement des humeurs augmente, le poulx
devient fréquent, les intestins bouillonnent,
les excrémens se recuisent, et sont long-
temps retenus ; l'érétisme de l'estomach
survient delà les crampes, delà les coliques
et toutes suites d'une rétrogradation toujours orageuse, dangereuse et souvent mortelle.

Aussi les plus célèbres médecins se sont-
ils récrié contre leur usage immodéré. A
les entendre, c'est le droit chemin d'une
caducité inévitable et prématurée ; c'est un
poison perfide inventé par l'intempérance,
proscrit par la raison, et d'autant plus à
craindre qu'il est plus agréable. Il dérange
toute la constitution ; il appauvrit le
sang ; il reçoit les flegmes, il dessèche l'humide radical ; il émousse les pointes de la tunique villeuse de l'estomach ; il contracte ce
viscère ; il intercepte le cours des esprits animaux ; il pénètre par sa subtilité jusqu'au

réseau vasculaire ; il n'épargne ni muscle ,
ni lymphe, ni sang, qu'il allume, au point
de faire quelquefois périr , comme nous
avons promis d'en donner la preuve , par
une déflagration subite et momentannée,
ceux qui osent en porter l'excès jusqu'à son
dernier période.

Ce n'est cependant pas une raison pour
les interdire généralement et absolument ;
celles qui sont bien préparées et prises avec
discrétion , ont des effets qui peuvent
justifier l'apologie de leur usage modéré.
Une petite dose de liqueur après un bon
repas , dégage la lymphe des mamelons nerveux , excite le mucas , le charie en plus
grande quantité ; la coction des alimens se
fait alors avec plus de chaleur. Les esprits
imprégnés de sels volatils et piquans, tempérés par l'union des huiles balsamiques ,
qui leur servent de véhicule , ne conservent de leur pointe que ce qu'il en faut
précisément pour causer une favorable irritation sur la tunique villeuse de l'estomach , siège de l'appétit, irritation semblable à cette sensation gracieuse, qu'excitent ces mêmes liqueurs sur les papilles,
nerveuses de la langue , siège du goût.

J'ajoute que ce mélange de sels, d'huiles,
d'esprits , par différentes vertus , produit

différens effets salutaires ; tantôt il conforte les nerfs relâchés des viscères, tantôt
il facilite leurs fonctions interrompues par
des causes étrangères ; quelquefois il dé-
gorge le pylore ; souvent il dégage les premières voies ; presque toujours il rétablit le
mouvement péristaltique des intestins, troublé par des alimens trop crûs ou trop âcres.

S'il est vrai qu'une sensation agréable est
presque toujours l'indication certaine de la
bonté de l'aliment qui l'excite, peut-on refuser
cette qualité aux liqueurs bien composées et
prises modérément. Il semble que toutes les
parties du corps se réunissent pour déposer
en faveur de la salubrité des liqueurs. Le
nerf de la neuvième paire, qui, par ses ramifications, forme les mamelons nerveux, organes du goût, transmet la sensation agréable
au cerveau ; c'est delà qu'en fluant le long
des nerfs, elle est transmise au diaphragme,
ensuite au cœur par une correspondance
aussi admirable, je dirois presqu'aussi mi-
raculeuse qu'elle est vive. Ce saisissement
délicieux qui se fait alors sentir à l'âme du
plus stupide de tous les hommes, comme
du plus profond physiologiste, auroit-il pour
cause un poison ? ne le pensons pas, croyons
plutôt que la douce réaction des solides sur
les fluides, annonce évidemment un anti-

dote merveilleux contre la tristesse , la mélancolie. Jamais a-t-on bu de liqueurs , sans ressentir un mouvement voluptueux? en a-t-on jamais aussi vu boire , sans remarquer sur les visages une sérénité qui déceloit une joie intérieure , compagne agréable de la santé.

J'ose me flatter d'en composer une, que je nomme à juste titre , Ambroisie ou liqueur vitale et salutaire , dont je ne puis m'empêcher de parler. Elle peut être utile en bien des circonstances.

Ambroisie , ou liqueur vitale et salutaire.

La composition de cette liqueur, sa suavité, sa bénignité , et plus encore , ses heureux effets , justifient sa dénomination. Cette liqueur , aussi efficace que douce et flatteuse , répand la vie et la santé dans le corps le plus affaissé et le plus disposé à tomber en défaillance.

Ce Nectar procure à un estomach impuissant , abattu , ruiné , une bonne coction des alimens , dissipe les aigreurs , les renvois , les vents , les coliques , rend la vigueur , la force , la souplesse , rappelle l'appétit , ranime la faculté digestive , et conséquemment , redonne à tout le corps , par le moyen d'un bon chyle , un sang pur

et vivifiant, qui le rétablit dans une parfaite santé ; pour cela , il suffit d'en prendre
deux cuillerées à bouche, une ou deux
heures avant le dîner , autant après , et
le jour même on éprouve un bien très-
sensible.

Elle est pour la poitrine, un baume qui
tarit la source des flegmes , les fond , les
dissout , en délivre en très-peu de temps.
Elle guérit les fluxions , les catharres , et
toute indisposition de langueur.

Loin d'enivrer comme les autres liqueurs,
et de causer des vapeurs assoupissantes,
ou inflammantes, elle abbat ces vapeurs,
conserve l'usage de la raison , prévient ou
arrête les suites dangereuses de l'ivresse ,
ce qui la rend très-salutaire à la fin des repas ;
mais elle devient aussi nécessaire qu'agréable
aux derniers instans des festins , prévenant
tous les accidens de réplétion : on en prend
alors un petit verre.

Cette ambroisie est le lait des vieillards.
Elle dissout les glaires, facilite les évacuations , donne de la flexibilité , du jeu aux
nerfs , dégage le corps des humeurs superflues, rend le feu de la jeunesse, procure une transpiration aisée ; en un mot ,
révivifie le corps le plus languissant et le
plus décrépit.

Cette liqueur est encore un spécifique contre les vers. On en peut faire l'expérience ; on n'a qu'à les toucher à tel endroit du corps que l'on voudra, avec quelques gouttes de cette essence, on les verra bientôt se débattre quelques momens, se replier, et expirer, ainsi qu'il a été éprouvé par des physiciens attentifs.

Pour les femmes en couche et leurs enfans, c'est un puissant coroboratif ; il rend l'accouchemeut plus aisé et les suites plus heureuses.

Manière de faire usage de cette liqueur.

Pour rétablir l'estomach, la dose ordinaire est de deux cuillerées à bouche, qu'il faut prendre environ deux heures avant le repas, autant après, et continuer ainsi pendant quelques jours.

Pour les apoplexies, extrêmes plénitudes, ivresse et autres accidens violens, il faut doubler, tripler la dose sans scrupule et sans crainte.

Cette ambroisie, à raison des bonnes digestions qu'elle opère, peut devenir un préservatif contre la Goutte et le Rhumatisme. L'expérience a démontré que deux cuillerées de cette liqueur, prises à intervalle d'une demie-heure l'une de l'autre, a pro-

curé un prompt déplacement de l'humeur
goutteuse ou rhumatismale rétrogradée à la
tête, à l'estomach ou à la poitrine, et par-là
a donné lieu à l'emploi des moyens cura-
tifs de la nature et de l'art.

Pour les fluxions et maux de poitrine,
deux cuillerées à bouche en tout temps, et
particulièrement le matin, à jeun, dans le
cas d'humeurs froides.

Pour les accouchemens, à quelque heure
que ce soit, une, deux ou trois cuillerées
à bouche; elle ne fera jamais que du bien,
supposé qu'il y ait abattement, foiblesse,
langueur, défaillance.

Pour ceux qui veulent entretenir leur
santé, une bonne cuillerée à bouche, le
matin, à jeun, deux ou trois fois la semaine.
On peut et même on doit en diminuer la
dose pour les enfans et l'augmenter pour
les vieillards. Tout usage raisonnable de cette
liqueur ne sauroit nuire; elle ne peut que
procurer un bien notable. Elle se conserve
long-temps, si on la tient bien bouchée.

Le prix de cette liqueur, prise sur les
lieux est de 10 liv. la bouteille ou pinte
de Paris, et de cinq livres la demi-bou-
teille.

S'il faut envoyer cette liqueur en province, elle reviendra à 10 liv. 10 sous la

bouteille, et à 5 liv. 5 sous la demi-bou-
teille, à cause de la caisse et de l'embal-
lage, qui, pour la sûreté, ne peuvent être
que très-dispendieux, pour garantir abso-
solument de la casse.

On prie les demandeurs de faire attention
à cette observation, ainsi qu'à l'affranchis-
sement des lettres et de l'argent.

Nota. On doit, pour se la procurer,
s'adresser à moi-même, afin de se mettre
à l'abri de toute erreur.

D'après cette liqueur, on voit qu'on
pourroit en composer bien d'autres, qui
ne seroient pas moins favorables à la santé
que flatteuses au goût. Eh ! pourquoi ne
s'étudie-t-on pas dans notre art, comme
on le fait dans les autres, à joindre l'utile
à l'agréable ? Entendra-t-on toujours dire :
cela sent la médecine. Nos mets, nos fruits
les plus exquis, ne sont ils pas souvent les
plus salubres? L'instinct n'inspire t-il pas
souvent à des malades de demander des alimens qu'on n'eût osé leur présenter, et qui
les ragoûtent, les raniment et les rétablissent. Pourquoi ne pourroit-on pas parvenir
à composer des liqueurs aussi agréables
que salutaires ? Leurs bonnes ou mauvaises
qualités tiennent à la nature de leurs ingrédiens ou au mode de leur composition. En

général, elles peuvent faire beaucoup de
bien dans certaines circonstances ; elles peuvent être indifférentes dans d'autres ; mais
à coup sûr , je ne le déguiserai pas , elles
font bien du mal , lorsqu'on s'y abandonne
avec fureur , et sur-tout lorsqu'on en fait
habitude , on auroit peine à croire les abus
auxquels elles entraînent. A mesure que les
organes s'usent et perdent leur sensibilité ,
on a recours à des doses ou à des qualités
plus fortes , et on finit par des excès destructeurs. Nous nous bornerons ici à un exemple rapporté par le docteur Rush.

Un honnéte citoyen de Philadelphie ,
naturellement sobre , s'accoutuma à prendre
pour boisson ordinaire, de l'eau-de-vie avec
un mélange d'une grande portion d'eau.
Par le progrès du temps , il se vit obligé
d'augmenter la proportion par de l'esprit-de-
vin. Après cela , ses organes ne pouvant
plus être excités par cette boisson , il fit
usage d'un mélange égal d'eau et de rhum ,
avec un peu de sucre. Il passa de-là à la
boisson de rhum tout pur , et bientôt après
il fut obligé de recourir aux spiritueux les
plus forts pour échauffer son estomach ,
et il se vit contraint d'ajouter à chaque
verre des spiritueux qu'il prenoit une cuillerée de poivre réduit en poudre , pour se

délivrer, disoit-il, d'un sentiment de froid qu'il éprouvoit; il n'est pas nécessaire d'ajouter qu'il mourut bientôt après, victime de son intempérance.

Une constitution robuste, soutenue par un travail pénible peut, à la vérité; contre-balancer les effets destructifs des liqueurs spiritueuses pendant plusieurs années ; mais en général, une longue habitude et des excès souvent répétés d'intempérance, produisent la langueur de l'estomach, un défaut d'appétit, les tremblemens des membres, des obstructions du foie, l'ascite ou même une hydropisie universelle, l'apoplexie, la paralysie ou d'autres affections nerveuses, arthritiques, rhumatismales, etc. Les insulaires de l'Océan pacifique, sont, suivant la relation de Cook, très-avides d'une liqueur enivrante, qu'il appellent Kavaonava. Plusieurs d'entr'eux sont réduits par ces excès à une affreuse maigreur ; leur peau grossière est desséchée et couverte d'écailles. Il n'est pas rare de voir parmi nous, des victimes malheureuses d'une passion effrénée pour les spiritueux, se consumer lentement, se dessécher comme des momies, et finir par s'éteindre.

Ces terribles effets des liqueurs sur l'économie animale, sont bien croyables, quand

on voit leurs principes ardens donner lieu
à des accidens aussi épouvantables que celui
que je vais citer. Je le tiens d'un chirurgien respectable par ses lumières et par sa
probité ; il est d'autant plus digne d'être
cru , qu'il a été témoin oculaire du fait
rapporté dans un papier public.

Une femme au-dessus du commun avoit
contracté l'habitude de boire excessivement.
Il lui falloit chaque jour deux bouteilles
d'eau-de-vie, sans compter le vin dont je
ne me rapelle pas , me dit-il, la quantité.
Une fois ayant bu à son ordinaire , c'est-
à-dire , avec excès , sa femme-de-chambre
entreprit de la déshabiller , pour la mettre
au lit. Elle avoit commencé par la déchaus-
ser et la mettre devant le feu ; en continuant
son service, elle apperçut une longue flamme
bleuâtre , qui , partant de l'extrémité des
pieds , se dirigeoit vers le foyer. Surprise
de ce phénomène , elle quitte sa maîtresse ,
pour appeler du secours , notamment le chirurgien qui m'a rapporté le fait , et qui
au moment, se trouvoit dans la maison.
Grande rumeur , grande alarme ! On ac-
court, mais trop tard : le feu avoit gagné
non pas les habits , mais les chairs de l'ivro-
gnesse , qui brûloit comme un flambeau ,
sans qu'on ait pu la soulager par aucun se-

cours Cet évènement prouve que les esprits ardens des liqueurs ne se décomposent point dans le corps , et c'est sans doute, la raison pour laquelle , quand ils y abondent , ils font successivement des ravages dans toutes les parties du corps , et ce , en raison de la constitution particulière du sujet ; car tel tempérament soutiendra l'abus des liqueurs spiritueuses pendant dix et vingt ans , lorsqu'un tempérament plus foible ne le soutiendra pas pendant un an.

Le premier effet de cet abus, est d'anéantir ou au moins de détériorer le sens du goût ; leurs esprits ardens fatiguent les mamelons nervenx de la langue et du palais, les irritent d'abord , puis les émoussent et les privent , sinon en totalité , du moins en grande partie de la faculté *dégustative* ou *savourante* , ce qui fait que les grands buveurs , excepté l'eau , pour laquelle ils ont une aversion naturelle , avalent les boisons sans presque distinguer leur qualité , et qu'après une longue habitude il leur faut des liqueurs d'une force extraordinaire , pour exciter chez eux des sensations médiocrement sensibles ; j'en ai fourni la preuve.

Les esprits ardens des liqueurs parvenus dans le fond de l'estomach , sans m'arrêter au mal qu'ils ont pu faire dans le trajet

de leur passage, agissent d'abord sur les
quatre tuniques de l'estomach, toutes extrêmement nerveuses, et singulièrement la
tunique villeuse plus délicate encore. L'intérieur de cette tunique est entièrement
couvert de petits poils ou filets disposés
comme ceux du velours : elle est outre, cela,
garnie d'une infinité de grains glanduleux
dont la fonction est d'arroser sans cesse, et
d'humecter la cavité de l'estomach au moyen
d'une liqueur glaireuse, à laquelle on a
donné le nom de suc gastrique ; or, c'est
sur ses petits filets, que les esprits ardens
exercent leur puissance par leur causticité ;
ils les crispent, ils les dessèchent ; en un
mot, ils agissent sur eux, à-peu-près comme
agiroit la flamme sur le poil ordinaire.
Dans cet état, la tunique villeuse se dessèche ; elle ne fournit presque plus de ce
suc si propre à faciliter et à accélérer la digestion ; encore le peu qu'il fournit, est-il
vicié par les esprits ardens qui le décomposent, en lui enlevant son eau principe,
à laquelle ils s'unissent pour les emporter
ensuite avec eux.

Ce premier désordre est bientôt suivi
d'un second non moins à craindre. Comme
les buveurs de profession boivent toujours
plus qu'ils ne mangent, les esprits ardens

ne peuvent pas manquer de se trouver toujours en grande quantité dans leur estomach ; il arrive par conséquent, que le peu d'alimens qui s'y trouvent, conjointement avec les esprits ardens, bien loin d'être divisés par l'action des sucs gastriques restent presque dans tout leur entier, préservés comme ils le sont par les esprits ardens qui les enveloppent, les ressèrent et s'opposent à leur dissolution, à-peu-près comme les fruits sont conservés, quand on les met en infusion dans l'eau-de-vie. Aussi les grands buveurs ont-ils rarement faim, mais toujours extrêmement soif. C'est dans cet état de crudité ou du moins de digestion très-imparfaite, que le chyle passe dans le pylore et le duodenum. Qu'en arrive-t-il ? une stagnation inévitable, qui ne tarde pas à devenir universelle, puisqu'elle se communique insensiblement à tous les vaisseaux du corps, tant lymphatiques qu'artériels et vaineux ; delà les rougeurs, les boutons, les dartres ; les érésipèles, les furoncules, l'abattement de l'esprit, les palpitations du cœur, les tremblemens des nerfs, la mélancolie, les hémoroïdes, la jaunisse, la cachexie, l'impuissance, la pulmonie, l'hydropisie, la paralysie, l'incendie spontanée, enfin comme l'expérience ne le prouve que

trop , toute espèce d'affections goutteuses
rhumatisantes , compliquées, graves et mor-
telles.

On voit par cet aveu bien ingénu assurément , que nous ne sommes pas partisans
des liqueurs , et que nous sommes loin de
dissimuler leurs dangers ; mais il ne faut
pas non plus en dire plus de mal qu'elles
ne méritent. Il est rare de voir toutes ces
grandes maladies arriver dans un même sujet;
il est même rare d'en voir arriver une , hors
le cas d'un excès étendu et continué.
De tous les tempéramens, les sanguins et
les flegmatiques sont ceux qui y résistent
le mieux , je n'ai pas même craint, d'en con-
seiller comme utile à ces derniers , un usage
discret , et réellement les liqueurs spiritueuses bien faites , ont été quelquefois indiquées par d'habiles médecins comme des
remèdes très-curatifs. Dans le grand nombre,
il y en a de diurétiques , de corminatives,
de stomachiques, de cordiales, d'hytériques,
de céphaliques, etc. , etc , et si elles ne produisent pas toujours des effets bien sensibles
comme remèdes , elles font toujours grand
plaisir , ainsi que tous les bons alimens, par
les sensations délicieuses qu'elles excitent ;
mais en se permettant ce genre d'innocente
volupté , il faut se rappeler sans cesse qu'on

n'en doit en user que très-sobrement et rarement, et que cette réserve même, en relèvera l'usage. *Commendat rarior usus.*

Il résulte de tout ce que j'ai dit jusqu'ici, que nous ne devons attribuer qu'à notre faute la génération de la Goutte. Ce n'est pas qu'elle ne puisse avoir un principe intérieur et independant en lui-même de notre volonté; mais ses effets n'étant jamais que le produit de nos indiscrétions, c'est toujours à nous que nous devons nous en prendre de cette maladie, quand elle se manifeste.

Voudroit-on (opinion peu accréditée) la considérer comme ayant un germe naturel et inné dans l'homme ? ce mal déja trop commun, le seroit bien davantage. Epidémique comme la peste et la petite vérole, il se propageroit indifféremment sur les deux sexes. Or, la différence est bien grande. On compte vingt hommes goutteux contre une femme atteinte de cette maladie, en parlant même de celles qui ont passé leur temps critique. C'est presque un phénomène d'en voir qui y soient sujettes avant cette époque. Considéroit-on la Goutte, comme ayant un germe héréditaire dans ceux qu'elle affecte, ce qui a réellement lieu dans quel-

ques sujets, et peut contribuer quelquefois
à la répandre? toujours est-il vrai, que nous
n'en devons le développement qu'à nos imprudences et à nos excès, qui sont, si j'ose
m'expliquer ainsi, comme les sels végéta-
tifs, propres à la fécondation et à la production de cette plante amère et malfai-
sante, puisque de plusieurs enfans d'un
même père, affecté de la Goutte avant leur
génération, les uns en sont exempts et les
autres y sont sujets, selon la différence de
leur conduite.

SECTION HUITIEME.

SECTION HUITIÈME.

SEPTIÈME CAUSE.

L'acide vital et autres fermens ou levains.

LA signification des mots *acide* et *alkali*, n'étant pas suffisamment expliquée ni limitée, empêche d'établir autant que l'expérience pourroit le permettre, la théorie des maladies qui ont leur siége ailleurs que dans les premières voies. Car les substances mêmes qu'on regarde généralement comme acides, ou comme alkalines, quoi qu'on les ait dans leur plus grande pureté, ne laissent pas de différer extrêmement entre elles par leurs propriétés, et sur-tout par leurs effets sur le corps humain. Tels sont, par exemple, les acides dont les vertus sont différentes, suivant qu'ils sont fermentés ou non fermentés, végétaux ou minéraux, les uns atténuant le sang, les autres le coagulant. Les acides minéraux coagulent le sang dans les animaux vivans ; quant aux acides végétaux, le fait n'est pas si clair ; il y a des expériences pour et contre. Pareillement les alkalis fixes diffèrent beaucoup des alkalis volatils, quoique purs. Mais comme on ne

H

peut les avoir que rarement dans leur intégrité, leurs vertus et leurs propriétés doivent varier encore à l'infini, suivant qu'ils sont différemment préparés, et suivant leurs différentes combinaisons.

On a disputé long-tems parmi les physiologistes sur l'existence des acides dans les humeurs des animaux sains. La question se bornoit cependant à savoir si l'on en retiroit ces espèces de sels, et elle n'auroit pas dû être long-tems indécise, puisqu'il s'agissoit d'un fait de physiologie. On sait aujourd'hui que l'on peut tirer un acide de beaucoup de matières animales dans lesquelles il n'existe pas à nu, et qu'il est uniquement dû aux travaux chimiques. C'est ainsi que l'on obtient un acide du sang et de la chair, par la distillation, la macération dans les alkalis; mais cette acide y étoit dans l'état de combinaison.

On ne doit donc pas révoquer en doute, qu'il y a de l'acide dans les animaux. Les sages médecins reconnoissent avec Hipocrate, qu'il y a dans l'homme du doux, de l'amer, du salé, de l'acide, de l'âcre. Tant que ces choses qui sont de qualités différentes ne sont point à part, en dépôt, et qu'elles sont proportionnées entre elles, et dans un mouvement naturel, elles font la santé : si au contraire elles dominent insensiblement les unes sur les autres, qu'elles restent en repos , et qu'elles soient dans un trop grand mouvement, elles produisent la maladie , et l'espèce de la maladie est différente , selon la différente nature de ce qui domine , et selon la différente partie où il se porte.

De célèbres auteurs, Vanhelmont, Galien et Hypocrate ont trouvé le principe de la Goutte dans l'acide vital. On sait que ce ferment aussi nécessaire à la digestion que le beaume des humeurs les plus douces , tant qu'il ne sort point de l'estomach est ami de la nature, comme il en devient le cruel ennemi quand il en sort vicié , et qu'il déploie sa funeste énergie sur les intestins, ce qui arrive lorsque de mauvais levains altérant le sien , le portent à un dégré excessif de fermentation. L'usage des choses crues, aigres, indigestes, putrides, est la source de ce désordre , qui produit une infinité de maladies, au nombre desquelles se trouve très-souvent la Goutte.

Tel est le fruit de l'acide vital de cette semence bonne en elle-même , pour la fin à laquelle elle doit tendre ; mais qui devient par dégénération la cause efficiente des *nodus* , de la craye, de la chaux , des

pierres à fusil, qui se forment par-tout,
particulièrement dans les articles, comme
on en a tiré de différens sujets, de si dures
qu'elles faisoient feu.

Vanhelmont explique d'une manière fort
naturelle la formation de ces pierres. Il distingue celles qui se trouvent dans la vessie
et dans les reins, de celles qui croissent dans
les jointures : les unes prennent naissance
dans les eaux, qui sont la matière de l'urine ;
les autres dans un mucilage spermatique des-
tiné à former l'humeur onctueuse, qui doit
entretenir le mouvement ; mais qui perdant
sa qualité lubrifiante et se trouvant viciée
par l'acide vital dégénéré lui-même, devient
visqueuse, épaisse, crasse, et se cuit en
brique, en chaux, en plâtre et en pierre,
ensorte que la liqueur spermatique perdant
sa forme par ce changement, se soumet aux
loix du ferment vicieux qui la transmue,
demeure fixe dans les articulations et autres
lieux, s'y affaisse, s'y durcit, s'y pétrifie,
et n'est plus qu'un corps étranger à charge
à la nature qui voudroit, mais ne peut plus
s'en débarrasser.

Il est donc certain que la mauvaise qualité
et l'altération des humeurs, produisent des
concrétions plus ou moins dures dans le
corps des hommes et des animaux ; et il n'y

a presque aucune partie qui ne soit sujette à cette sorte de maladie. Aussi en a-t-on trouvé, comme le remarque Lister, dans les paupières, sous la langue, dans les lobes pulmonaires, dans les intestins, dans les vésicules séminales, dans la matrice et surtout dant le foie, dans la vésicule du fiel, dans les reins, dans la vessie, dans le scrotum et dans les capsules articulaires des pieds et des mains. Les concrétions sont formées par les fluides, comme toutes les autres parties du corps, d'abord les liquides sont épaissis dans les obstructions, ensuite ils prennent un plus grand dégré de consistance dans les squirres, enfin ils parviennent à acquérir de la dureté dans les nodus des Goutteux, s'y changent en crayes et deviennent absolument pierres dans la vessie des graveleux.

De plus, comme chaque dépôt sur les articulations, laisse à la fin quelque lie, quelque marc, d'où naît une espèce de concrétion dont les couches se multiplient à chaque attaque, il se forme des matières tophacées qui bouchent l'orifice de ces tuyaux. Alors la matière se porte sur les articles où elle trouve moins de résistance, et y produit par succession d'attaques, des nodosités aux pieds, aux mains, etc. enfin ne trouvant plus d'entrée dans les articulations, soit supérieures, soit inférieures, elle se dépose sur les viscères, et cause ce qu'on appèle la *Goutte rétrograde*, ou vulgairement la *Goutte remontée*.

Ce n'est pas seulement l'acide vital qui peut causer les nodosités et les concrétions, elles peuvent être produites par toutes sortes de levains ; car les transmutations se font dans les maladies, par un mauvais levain quelconque, qui change la nature des humeurs, en une qualité acide, dont l'effet est d'arrêter le cours de l'eau élémentaire du sang et des esprits, de les fixer, de les coaguler et de former la Goutte, le Rhumatisme, et une infinité de maladies.

Les transmutations ont lieu dans la santé, par le changement et la destruction de ce mauvais levain, à la faveur des levains contraires et des sels amers qui émoussent cet acide impur et vicieux, et rétablissent la nature dans son premier état, en calmant ses irritations et ses impétuosités, en arrêtant ses effervescences fébriles, et en remettant enfin le sang, l'eau et les esprits dans leur fluidité naturelle, comme dit Hypocrate.

Ce sont là les effets de mon remède : il altère (1), il change, il transmue les hu-

____

(1) En terme technique de la médecine, le sens propre du mot altérer, est appliqué à tout changement, qui

meurs de la plus mauvaise qualité, en louables ; il neutralise singulièrement les acides
dans les premières voies, en même tems
qu'il les fond, qu'il les divise ; il les évacue
sans fatigue, par toutes les voies naturelles ;
en un mot, il détruit la corruption ou l'excès
de l'acide vital et de tous les autres levains,
par une de ces loix invariables de la nature,
que la chymie designe par le mot d'affinité. (2)

---

change les humeurs pernicieuses, ou qui ne sont pas
dans leur état naturel, en un état meilleur et propre,
à faciliter l'exercice des fonctions.

(1) Ce mot exprime l'action que les parties constituantes
des corps exercent les unes sur les autres.

SECTION NEUVIÈME.

HUITIÈME CAUSE.

Les passions.

TOUT ce qui peut suspendre, arrêter, rompre l'harmonie des fonctions naturelles, nuit nécessairement à l'homme le mieux constitué. Il résulte presque toujours de cet accident, un reflux des humeurs, dangereux aux parties sur lesquelles il se porte. C'est ainsi qu'un ruisseau, qui féconde les terres qu'il arrose, s'il rencontre un obstacle à son cours, rétrograde, remonte jusqu'à sa source, se déborde et désole l'empire de Flore, qu'il se plaisoit d'embélir. Tel est l'effet des passions dans le tempérament le plus sain. Que sera-ce si cet accident survient à quelqu'un, qui porte en soi le germe de quelque fâcheuse maladie ? L'homme passionné, qui a en lui quelque disposition à la Goutte, en éprouvera immanquablement une atteinte, celui qui y est fort sujet, une violente attaque, et celui qui est dans l'accès, une révolution dangereuse et peut-être mortelle.

C'est dans ce cas que se manifeste très-souvent la Goutte *remontée*, l'humeur quittant le siège qu'elle s'étoit choisi aux extrémités du corps, pour le placer au centre ; et lors même que la personne jouissoit un instant avant, de la meilleure santé, la Goutte ennemie perfide, profitant du trouble, s'empare des places les plus importantes, avec tant d'avantage qu'on a bien de la peine à l'en bannir. Quelques faits dont j'ai été témoin, ajouteront à la certitude de cette théorie. Je les cite autant en preuve des prodiges de mon élixir dans ces circonstances, où avant la découverte de ce spécifique, on se trouvoit trop henreux d'avoir dans ces crises, recours à des palliatifs, qu'en exemple de ce que nous avons à craindre des passions.

Un homme de trente-quatre ans, marié depuis dix, et cependant encore éperdument épris de sa femme, chose rare, dans ce siècle, seulement au bout de quelques mois, tomba dans un violent accès de Goutte, la veille des couches de sa chère moitié, qui malheureusement perdit la vie en la donnant laborieusement à son fruit. Il étoit de la prudence de cacher cette mort ; mais un enfant si jeune, qu'on ne le croyoit point capable de s'appercevoir de ce triste événement, rompit le secret qu'il étoit si à propos de garder. Papa, dit-il trop ingé-

nument, mamant est morte. Ces paroles,
comme un coup de foudre, frappent le
malade, la tête s'embarrasse, le transport
survient, une fièvre ardente cause les plus
affreux ravages. Quoique médecin du malade, je n'avois pu, avant que la raison lui
fût ravie, vaincre son préjugé sur l'incurabilité de la Goutte ; ainsi, il falloit l'aban-
donner aux palliatifs ordinaires. Dans son
accident au contraire, maître de lui, parce
qu'il ne l'étoit plus de son esprit, j'eus carte
blanche de ses parens, qui avoient en moi
pleine confiance. Au lieu des saignées, soit
du bras, soit du pied, qu'on eût pu faire en
pareil cas, au lieu des attractifs, au lieu de
vésicatoires, j'administre mon élixir. Trois
heures après le délire cesse, le calme re-
naît, et l'humeur, pour ainsi dire, à com-
mandement, descend aux pieds d'où elle
étoit remontée si dangereusement au cerveau. Le malade qu'on console par les
motifs les plus puissans sur son esprit,
apprend le danger dont il est tiré ; docile à
mes ordonnances, il continue l'usage de
mon remède, guérit en moins de trois
semaines, et très-attentif aux précautions
que je recommande, il n'a depuis plusieurs années éprouvé aucune attaque,
quoique depuis six ans, auparavant, il en

essuyât assez régulièrement deux , chaque année.

Un gourmand dans un grand repas où j'étois , s'étant livré outre mesuse à sa passion , malgré les avertissemens symptomatiques qu'il avoit reçus la veille , d'une attaque prochaine , se trouva subitement comme frappé d'apoplexie et perdit connoissance pendant quelques minutes. Quand la maladie auroit été ce que l'indication sembloit la caractériser , on ne pouvoit recourir dans cet instant à la saignée. J'éguisai d'émétique une pinte d'eau tiède , qu'on lui fit boire en différentes fois. Bientôt il rendit avec usure tout ce qu'il avoit pris ; mais il n'en fut pas quitte pour cela. L'humeur goutteuse , exaltée par la fermentation du vin et des liqueurs , articles sur lesquels il ne s'étoit pas plus ménagé que sur les alimens , lui causa une inflammation de bas-ventre si dangereuse , qu'il y avoit fort à craindre qu'il ne vît pas la fin du jour , tant ses souffrances étoient cruelles et excessives. Tous les assistans étoient dans cette appréhension , lorsque je m'engageai de détourner en moins de six heures , l'humeur qui exerçoit sa violence sur les viscères , et de la renvoyer aux mains , ou aux pieds , ou sur les unes et les autres parties , par une

seule prise de mon élixir, répondant ensuite
de la cure, si l'on continuoit à suivre son
usage l'espace de quinze à dix huit jours.
Le malade prit mon remède, l'effet suivit
ma prédiction; il persista, et vint au bout
du tems désigné, me témoigner sa reconnoissance. Il me promit d'être plus sobre,
tint parole, et ne connoît plus la Goutte
depuis long-tems.

Les femmes, sans doute, sont moins
sujettes à la Goutte que les hommes. Leurs
évacuations périodiques et leur tempérance
peuvent en préserver un grand nombre;
mais elles n'en sont pas toutes exemptes.
L'expérience le prouve si bien, qu'on en
voit plusieurs nouées mêmes des pieds, qui
sont pour l'ordinaire chez les hommes, le
premier théâtre de ce mal, parce que les
tuyaux de la lymphe synoviale, à laquelle
se mêle l'humeur goutteuse, y sont plus
ouverts. Car comme l'usage de ce baume de
la nature, est de rendre le mouvement doux
et facile, d'éviter le froissement et le dessé-
chement des cartilages, qui recouvrent la
tête des os dans les jointures, la nature se
seroit démentie dans la sagesse de ses précautions, si elle n'en avoit abondamment
pourvu les pieds qui supportent tous le
poids du corps, qui exécutent les mouve-

mens les plus pénibles , et sont mus par nos muscles les plus puissans. Par cette raison les mains sont plus souvent prises chez les dames, parce que ces parties semblent destinées chez elles , à être plus exercées, et le sont en effet plus ordinairement que les autres. Ce sexe délicat peut donc voir en lui les graces impotentes , comme il m'en a présenté plusieurs fois le triste spectacle.

Une femme sujette à la Goutte, femme vive et jalouse, croyant un jour, peut-être trop légèrement , aux rapports indiscrets d'un Argus sur le compte de son mari , tomba dans un tel trouble, qu'elle en perdit la parole. Une oppression violente de poitrine, ne lui permettoit presque plus de respirer. L'alarme étoit au comble par la déroute d'un poulx, dont l'intermittence et la précipitation menaçoient du plus grand danger. Je lui fis prendre le plus adroitement qu'il fût possible , mon élixir ; mais au bout d'un quart d'heure, on s'apperçut qu'elle ne l'avoit pas bien avalé, parce qu'elle en rendit une certaine quantité . qui étoit restée dans sa bouche. J'en fis prendre en proportion pour compenser cette perte , et j'attendis l'effet. La malade resta quatre heures entières dans le même état. Vers la cinquième, la respiration fut moins courte, moins serrée, le poulx se rétablit, la parole qu'elle avoit perdue revint, et deux heures après elle jetta les hauts cris, des souffrances qu'elles ressentit aux deux mains, qui ne tardèrent pas à s'enfler jusqu'au bout des doigts. La douleur et même l'enflure se portèrent jusqu'au coude. Tous ces accidens désirés dans le tems de son danger, se dissipèrent en dix jours et la cure fut complette au douxième.

Ce ne sont pas seulement les passions naturelles qui peuvent nous exposer à de si fâcheux accidens; mais les goûts les plus factices et les plus imaginaires. Un homme saisi de la *Tulipomanie*, pensa devenir la victime de cette risible folie, par la perte qu'il fit d'un cayeux unique, disoit-il, en son espèce. Cet oignon rare, à qui, comme faisoient les Egyptiens superstitieux, le moderne idolâtre, eût volontiers rendu les honneurs divins, devoit, sans doute, plutôt être mis dans une châsse, que d'être confié à la terre, où il fut exposé à la piqûre vénimeuse d'un ver. La fleur qu'il avoit produit, au lieu d'avoir le coloris, l'éclat et la beauté qui avoient ravi notre *Tulipier* les années précédentes, ne se montra qu'avec dégénération, avec des couleurs foibles et communes. Cette maladie, comme par sympathie, ne tarda pas à frapper de sa maligne influence notre pauvre fou. Chaque dégré du dépérissement de sa fleur marquoit le sien propre, enfin ç'en étoit fait de lui, si la Goutte dont il avoit déjà essuyé plusieurs attaques, ramassant avec elle toute l'humeur bilieuse, mélancolique, hypocondriaque qui le minoit, ne fût venue l'attaquer à force ouverte, d'abord aux pieds et aux mains. Bientôt gagnant terrein, en raison de la foiblesse de celui qu'elle attaquoit, elle établit son siége dans l'estomach. Plus malade alors, que sa fleur chérie, cet homme, moins par confiance que par désespoir, prit mon élixir. L'effet en fut prompt. Tous les symptômes du danger qui le menaçoit disparurent en peu d'heures. Ce succès remit un peu le malade, j'engageais ceux qui le visitoient à faire toute la diversion possible à ses idées sombres. On en vint à bout. L'action de mon remède n'étant point contrariée, le guérit parfaitement de sa maladie, et la raison de ses amis, de sa folie.

Les passions de quelque genre qu'elles soient, peuvent hâter le paroxisme de la Goutte, en multiplier les récidives, jetter même, soit dans l'attaque, soit hors de l'attaque, dans un danger si extrême, et si subit, que l'on n'ait pas le tems d'employer les secours les plus prompts, ou qu'ils soient inutiles, vu l'impuissance imprévue de la nature à en seconder les effets. Combien de fois les médecins et les chirurgiens les plus habiles, n'ont-ils pas éprouvé ce cruel désespoir? Combien de fois ne l'ai-je pas éprouvé moi-même malgré la promptitude avec laquelle auroit agi mon remède? Souvent, trop souvent, hélas! au moment où l'on vouloit l'administrer, le principe de la vie étoit absolument éteint. L'on dispensera ma mémoire de retracer à ma sensibilité ces tristes souvenirs. Il me sera plus doux de faire éviter ces dangers mortels, en conseillant aux goutteux, d'être habituellement en garde contre les révolutions qu'ils ont à craindre de ces coups violens, et de se cuirasser d'avance contre tous ces terribles assauts et leurs funestes impressions.

Je ne me serois pas borné au peu d'exemples que j'ai cités du danger des passions, si une expérience journalière, ne démontroit leur influence sur le cours et la cause de nos humeurs, qu'elles peuvent altérer et vicier : interrompant, suspendant, arrêtant même quelquefois totalement les fonctions animales les plus essentielles, est-il

surprenant que le corps en souffre ? N'est-
il pas même plus dangereux que le principe
du mal soit intérieur, qu'extérieur ? Les
secousses des mouvemens déréglés de l'ame,
peuvent donc être plus fâcheuses que celles
qui viennent du dehors, et il n'y a aucun
homme raisonnable qui n'apporte autant et
plus de soin à les éviter, qu'il n'en prend
à se garantir du choc des corps offensans.
Quiconque donc sera jaloux de se bien
porter, ne se passionnera pour aucun objet,
sachant que toute passion indentifie avec
notre bien être les choses qui lui sont les
plus indifférentes. Les gens qui s'affectent
souvent, durent peu ; si je puis parler ainsi
chez eux, la lame use le foureau.

Le sang qni se décompose à la longue
par trop de fermentation, fait naître des
maladies de langueur, qui consument tant
d'individus : la digestion se fait mal, et ces
mauvais sucs, qui doivent réparer les pertes
que nous faisons journellement, portent
le désordre dans toute la machine. L'homme
ne sauroit trop s'étudier à modérer ses affections, et à bannir sur-tout l'ennui ; la
tristesse abrége ses jours de moitié. Heureux
celui qui voit tout sans s'émouvoir, qui
s'accoutume de bonne heure à regarder ce
qui l'environne comme étranger pour lui,

qni ne s'émeut ni ne s'effraye des plus terribles maux ; il s'en met souvent par là à
l'abri ; comme une disposition contraire y
expose , on ne s'étonnera pas des observations précédentes après celles qui vont
suivre. Les passions causent dans notre
physique les plus affreux ravages lorsqu'elles
sont trop vives, trop impétueuses ; elles
peuvent faire périr dans l'instant même , et
en voici la raison. Dans une impression subite, les humeurs ne cédant pas assez
promptement à l'impétuosité imprévue des
oscilliations des fibres, s'embarrassent et
s'arrêtent tout-à-coup , ce qui interrompt
toutes les fonctions vitales , et cause la
mort. Une joie excessive, un excès de tristesse ou de colère , n'en fournissent que
trop souvent des exemples funestes ; j'en
citerai seulement un , d'un genre aussi
affreux qu'extraordinaire. Deux frères ,
laboureurs , se prenant de querelle pendant
le repas, l'aîné reproche mal-à-propos à
l'autre, qu'il est un fainéant. Le cadet sensible à ce reproche, quitte la table à la
moitié du repas, se retire chez lui , navré
de douleur ; et meurt sept jours après
d'une hydrophobie, (ou rage) très car-
ractérisée.

Voilà pour les passions violentes et fâcheuses; mais si l'on a tant à redouter de leurs effets, ne peut-on pas tirer un parti avantageux de celles qui sont douces et favorables. Un état de l'ame où elle se complait, réveille l'action des fonctions vitales, donne une nouvelle force au cœur et ranime la circulation. La transpiration en est augmentée, la respiration se fait d'une manière aisée, toutes les facultés de l'économie animale se trouvent fortifiées.

Une joie tempérée, une espérance flatteuse, peuvent procurer ces avantages ; nous allons le voir par deux exemples, dont un honore infiniment un de nos plus célèbres médecins. M. Bouvart, appelé pour un banquier soupçonne parmi les symptômes physiques, de l'affection de ce malade, une cause morale ; il l'interroge, le questionne, le presse, mais envain. Le malade n'ayant rien voulu avouer, son épouse en reconduisant le docteur, lui fait confidence des pertes considérables que venoit d'éprouver son mari, qui est prêt de cesser ses paiemens. Cet aveu de la femme, confirme M. Bouvart dans sa conjecture ; il voit la cause de la maladie dans le chagrin et l'inquiétude d'une pareille position ; il sort, mais revient au-plutôt, prier le malade d'accepter une somme de 20 mille livres, nécessaire à la liquidation de ses engagemens ; il se retire sans prescrire de remèdes, et cependant la guérison fut prompte.

Une jeune demoiselle sur le point d'épouser un officier qu'elle aimoit éperduement, en fut tout-à-coup séparée durant la guerre de 1756. Des marques de réfroidissement de la part de l'amant, plongèrent la jeune personne dans la tristesse, et bientôt dans une mélancolie profonde. Elle parut atteinte des premiers symptômes de la pulmonie, et dans l'espace de huit mois, le mal s'accrut et parvint au dernier degré. Le médecin avoit perdu tout espoir depuis six semaines, mais à cette époque, on apprend des nouvelles agréables à la malade, et on lui fait espérer de l'unir à son amant dès qu'elle aura recouvré sa santé ; elle éprouve aussi-tôt une révolution qui étonne. La joie rappelle ses forces épuisées ; les symptômes de pulmonie diminuent ; on voit reparoître l'écoulement sexuel, et la santé se rétablit en peu de jours. L'amant arrive, le mariage est conclu, et la nouvelle épouse devenue dans la suite, mère de plusieurs enfans, à continué de se bien porter.

Le vice, seul et le chagrin, dit l'élégant et naïf auteur des Études de la Nature, abrègent la vie ; toute affection sombre, mélancolique interrompt le cours du fluide nerveux ; ce qui cause le relâchement et la foiblesse de presque toutes les parties du corps , et donne une grande disposition aux maladies chroniques ; cet affoiblissement même est cause , que des maladies benignes de leur nature, deviennent malignes au grand danger du malade ; et je suis persuadé que les affections morales s'étendent si loin et sont si fréquentes , que je ne crois pas qu'il y ait presque une seule maladie qui ne leur doive son origine , peut-être même les plus pernicieuses.

Ce n'est point encore assez de prévenir les personnes en santé , si elles veulent s'y conserver , de ne se laisser dominer par aucune passion factice ou naturelle ; il faut encore les avertir quand elles sont malades , qu'il n'y a point de cure à espérer au milieu des troubles , des inquiétudes , des alarmes , des anxiétés, des ennuis , de la tristesse , des excès , des désordres occasionnés par ces tempêtes de l'ame. Faute d'obtenir cet ascendant de la raison sur les mouvemens impétueux de nos sens intimes , les remèdes les plus efficaces demeurent sans action , ou procurent des effets dangereux ; tels les alimens les plus sains deviennent des poisons

dans des estomachs mal disposés. On ne
peut donc apporter trop de soin à observer
ses passions , à en arrêter , ou du moins à en
modérer et en régler les effets. Si l'on desire des preuves plus multipliées et plus frap-
pantes de leurs utiles ou funestes commo-
tions des passions, on peut lire mon petit Ouvrage, intitulé *Tableau Historique des évé-
nemens présens* , (c'est-à-dire , de la révolution); *relatif à leur influence sur la santé* ,
brochure *in-12* de 116 pages , qu'on peut se
procurer chez moi; prix 1 liv. 4 s., et
1 liv. 10 s. franc de port.

SECTION DIXIEME.

NEUVIÈME CAUSE.

L'imtempérie des saisons.

DES êtres aussi fragiles que nous, sujets à toutes les heures du jour, et en toutes saisons à contracter des maladies, devroient bien plus s'occuper à se préserver de celles auxquelles les expose leur foiblesse, qu'à s'en créer par le désordre du moral, de nouvelles, ignorées de l'homme dans son état primitif. Sans cessse nous avons à lutter contre les élémens, tout à-la-fois conservateurs et destructeurs de nos corps.

Hypocrate divisoit l'année en quatre saisons, le printemps qu'il regardoit comme chaud et humide; l'été comme chaud et sec ; l'automne comme sec et froid, et l'hyver comme froid et humide. Chacune des saisons étant la somme d'un certain nombre de constitutions journalières plus ou moins suivies , mais prédominantes les unes ou les autres dans leur révolution particulière, on conçoit comment elle doivent influer sur l'état de nos humeurs, et leur

imprimer une partie de leurs qualités essen=
tielles. C'est d'après ces altérations de nos
humeurs, qui reconnoissent évidemment
pour cause la température de l'athmosphère
dans les différentes saisons, que ce prince
des médecins a prononcé que la pituite
dominoit en hiver ; qu'il se faisoit une augmentation de sang dans le printems ; que la
bile jaune augmentoit dans l'été ; que l'autre
bile étoit plus abondante et plus active en
automne.

Indépendamment de ces observations générales, il n'est point en effet de saison, qui
n'ait pour nous ses désavantages. L'hiver resserre nos pores, condense, épaissit nos humeurs, diminue, supprime même quelquefois la transpiration. On a observé qu'elle diminue de moitié dans ce tems. Il est vrai que
la nature trouvant cette issue fermée, pousse
et évacue la matière par les autres émunc-
toires, tels que les urines, les selles, les
crachats, etc. Mais ces évacuations sont
insuffisantes pour épuiser tout ce qui est
retenu. La preuve en est si palpable, que
les corps de ceux qui se portent le mieux,
augmentent de trois et quatre livres, même
davantage, pendant cette saison. Que ne doit
il pas arriver aux Goutteux, dont la peau
est dense ou serrée, en rapport de leur àge
et

et des fautes de régime, qui procurent la Goutte ? aussi en a t'on vu qui se trouvoient au commencement du printems, peser sept ou huit livres de plus qu'avant l'hiver.

La chaleur naturelle étant forcée par la crasse du corps, par la viscosité des humeurs, par la rigueur du froid qui resserre les parties externes, de se retirer dans les internes : elle y devient si active, qu'elle pénètre, divise, atténue, subtilise les matières qu'elle y trouve, et les fait élever en vapeurs vers le cerveau, où étant retenues par les obstructions et par le froid qui empêche la transpiration en les condensant et en bouchant les pores de la tête, elles remplissent toute la capacité du cerveau où elles donnent naissance à des tumeurs, et tombant sur les parties inférieures, poussées par leur quantité, par un froid resserrant, par une chaleur fondante, par l'excès du travail, ou par quelque forte passion de l'ame, elles produisent mille maux dans les viscères qu'elles affectent ; inconvénient que l'on éviteroit, si l'on avoit recours à mon élixir, qui rétabliroit la chaleur naturelle dans les parties externes, et pousseroit au dehors en ouvrant les pores, ces vapeurs, qui sont les sources de la Goutte, du Rhumatisme et de toutes sortes d'infirmités.

La Goutte peut avoir lieu dans le printems à cause de la chaleur, qui commençant à se faire sentir, met en mouvement tous les principes dont le sang est chargé; mais comme cette chaleur naissante, ne suffit pas pour dilater complettement les tégumens, ces ouvertures sont encore dans une espèce d'oblitération dépendante du froid qu'elles ont essuyé; de-là l'impossibilité que l'humeur de la transpiration puisse s'évacuer entièrement. Une température de cette espèce, ne permet donc que l'évacuation de la matière la plus subtile et la plus déliée, tandis que la plus terreuse rentre dans le sang, qui l'entraîne et la dépose dans les articulations, où elle devient le principe de la Goutte. Ce dépôt de matière morbifique, tout fàcheux qu'il soit, doit être regardé, à juste titre, comme une crise opérée par la chaleur, pour la débarrasser de ce qui la surcharge. Ceux qui connoissent les effets de l'air sur les corps hydrauliques, ne peuvent disconvenir que cette maladie ne doive plutôt s'annoncer dans le printems et dans l'automne, que dans l'été et dans l'hiver.

Il n'est donc pas étonnant qu'à la fin de cette dernière saison, et dès l'abord du printems, cet amas de la matière de la perspiration retenue, ne devienne la cause de la Goutte, du Rhumatisme, et de beaucoup d'autres maladies qui nous assiégent dans la saison la plus riante. C'est un bien, sans doute, que la fonte des frimats et des glaces, qui tenoient enchaîné le cours de nos ruisseaux et de nos rivières ; mais si elle est trop subite, si elle rencontre des obstacles, quels ravages ne cause-t-elle pas ? c'est l'image des désordres de nos humeurs. Quoi donc de plus naturel, pour prévenir ces suites fàcheuses, que de soutenir dans l'hiver par remède et par régime, la perspiration qu'une chaleur modérée procure ? Rien n'est plus propre que le mouvement rapide, vortiqueux et expansif de la chaleur pour tenir les tuyaux de la perspiration toujours ouverts ; et comme le froid les resserre et les étrangle, par la raison des contraires, la chaleur doit les ouvrir et les dilater. Il est donc nécessaire que les Goutteux soient couverts ou vêtus suffisamment pour soutenir une chaleur douce et toujours égale.

L'été est la saison la plus favorable aux Goutteux et aux Rhumatistes. La raison en est simple. Comme la cause tantôt médiate, tantôt immédiate de leurs maladies, après toutes les recherches qu'on pourra faire, se trouvera être le défaut ou l'excès de la transpiration ; mais bien plutôt le premier que le second ; il n'est pas surprenant que les goutteux dont la lymphe ne pèche que par la condensation et l'épaississement, transpirant beaucoup plus, ne dissipent une grande partie de l'humeur goutteuse ; ce qui leur donne ordinairement du relâche dans ce tems, pourvu qu'ils ne commettent point d'imprudences, c'est-à dire, qu'ils ne confondent point l'ordre des saisons, en cherchant à se défendre par une rigueur factice de l'hiver, de la violence de l'été ; qu'ils ne boivent point à la glace (1) ; qu'ils ne fassent point d'exercices immodérés ;

---

(1) Les glaces artificielles, prises à quelques intervalles des repas, ne peuvent que nuire beaucoup à la digestion et souvent l'interrompre tout à fait. Ceux qui ne veulent pas se refuser cette jouissance, doivent, pour se la rendre moins dangereuse, ne se la permettre qu'immédiatement après le repas, ou plus de six heures après, encore doivent-ils y apporter bien de la réserve. C'est à quoi ne paroissent pas penser ceux qui se délectant à succer la fraîcheur agréable des glaces, se remplissent l'estomach d'une quantité indigeste des sucs de fruits mal choisis. « Étonnante sensualité ! dit Pline : l'eau n'a pas son prix, l'argent met de la différence entre les élémens eux-mêmes. Ceux-ci boivent de la neige, ceux-là de la glace, et le fléau des montagnes, contribue à leurs plaisirs sensuels ».

qu'ils ne s'exposent point au serein du matin,
ni du soir; que dans le cours du jour ils ne
passent point d'une grande chaleur à un
trop grand frais. Car si une fraîcheur qui
survient dans l'été supprime le même jour,
selon les observations de Sanctorius, une
livre de transpiration, qu'on juge par-là du
mal que peuvent causer tant de satisfactions
imprudentes, qu'on s'accorde pour éviter
quelques incommodités de la chaleur. Ce
n'est pas qu'elle même ne soit à craindre,
sur tout lorsqu'elle est excessive. Tout excès
a ses dangers. Le soleil qui fond les obstructions, peut les produire lorsque dans le plus
fort de la canicule, pénétrant par son activité les parties internes et les humeurs, il
les émeut si puissamment, qu'il bouche les
pores par la crasse de celle-ci, après en
avoir enlevé en vapeur les plus subtiles
émanations. Il faut donc se rafraîchir en été
mais avec modération ; et comme celui qui
se couvriroit trop en hiver et se tiendroit
dans des étuves ardentes, ne feroit que se
rendre le froid plus dangereux; de même
celui qui, dans l'été passe d'une chaleur
extrême à un froid excessif, soit extérieur,
soit intérieur, ne s'expose pas moins ; car
une transpiration forcée et trop abondante,
dessèche et épuise le sujet le plus robuste,

soit quelle vienne des chaleurs excessives de l'été , ou en toute autre saison de celle des appartemens , ou des vêtemens trop chauds.

On peut ajouter qu'on transpire mieux dans un air libre , que dans un air renfermé ; et la raison c'est que dans le premier cas, la circulation de l'air emporte les vapeurs aqueuses , qui émane du corps , comme le vent tarit et dessèche les eaux et l'humidité de la terre ; ce qui est d'autant plus facile , que sa force de pesanteur étant plus grande , il est plus propre à les soutenir et à les charier , si l'on peut dire, dans tous ses courans.

Peu-être enfin , les Goutteux seront-ils en sûreté dans l'automne, saison la plus tempérée et la plus égale de l'année ? Il est vrai qu'elle a ces deux avantages , mais ils sont malheureusement trop compensés par des désavantages qui ne leur cèdent point. Cette saison tient à deux extrêmes contraires. Ses commencemens qui sont souvent un peu froids, contrastent avec les chaleurs de l'été. On ne veut pas renoncer tout-à-coup à des habits commodes par leur légèreté , on en prolonge le plus qu'on peut l'usage. Le plaisir qu'on a d'être déchargé du poids des chaleurs, fait supporter sans défiance , quelques froids assez sensibles.

Il y a plus ; quelquefois dans un bel automne, des chaleurs presqu'égales vers le milieu du jour, à celles de l'été, se trouvent resserrées dans un court espace, entre des matinées et des soirées qui sont très-fraîches, on pourroit peu-être dire très-froides. Enfin les derniers jours de cette saison, étant ordinairement assez beaux, sont si voisins des jours les plus rigoureux de l'hiver, qu'on se trouve surpris de froid, faute d'habits un peu étoffés et de feu dans les appartemens, où on ne l'a pas encore introduit ; souvent aussi pour s'être exposé imprudemment dans quelques promenades à un air trop vif. On blâme, on plaisante, mais à tort, ceux qui suivent les saisons dans les changemens d'habits. Pour moi je les approuve, pourvu que ce ne soit point par étiquette qu'on le fasse ; de manière qu'on ne regarde pas strictement toute une saison le même vêtement sans différence des jours, lorsqu'il y en a, quelquefois même en été, de si froids, de si fâcheux, qu'il faudroit sans honte reprendre les habits d'hiver ; car alors c'est plutôt manie de la mode, que prudence. Je voudrois donc que, sans crainte du ridicule que reprocheront des petits-maîtres, on ne se fît pas scrupule, pour la santé, de suivre non-

seulement les saisons, mais les jours ; et que,
sans balancer, on changeât d'habits plusieurs
fois dans un seul jour, si l'inconstance et
l'intempérie de l'air l'exigeoient. Vous
n'aurez jamais à vous reprocher d'avoir pris
plus tard que plutôt les habits de printems ;
mais vous aurez presque toujours à vous
repentir, d'avoir pris plus tard que plutôt
ceux d'automne et d'hiver.

Qu'on n'aille pas conclure de là, qu'il
faille se tenir dans des étuves. Des lieux
aussi échauffés peuvent bien procurer la
sueur, mais non la transpiration. Un air
tempéré, sans être resserrant, a assez de
densité pour soutenir les vapeurs perspirables ; un air excessivement chaud, au
contraire, malgré la ténuité de ces vapeurs,
ne peut pas à cause de sa propre raréfaction les soutenir ; ce qui nuit à leur avolation et par une suite nécessaire à la transpiration.

Le vulgaire peu instruit en physique,
attribue les maladies de l'automne à l'usage
des fruits dont cette saison abonde ; mais
ce n'est qu'à ses fraîcheurs qui saisissent
quand on a chaud, ou aux premiers froids
imprévus, qu'il faut les attribuer. Il est
aisé d'en juger par les raisons ci-dessus
et par les suivantes. Dans l'automne ou à

ses approches, la chaleur étant moindre, et l'air commençant à déposer des particules humides, que l'on reçoit par inspiration, ou qui s'attachent aux pores de la peau qu'elles bouchent, la transpiration est moins abondante. Les vapeurs les plus subtiles de cette excrétion s'échappent seules, tandis que les plus grossières rentrent dans la masse du sang, et se déposent chez les Goutteux dans les articulations, et rampent dans les parties charnues chez les rhumatisans.

En toute saison dans ce climat, les vicissitudes de froid ou de chaud, sont très-fréquentes et très-rapides, au point qu'il y a des tems, où le même jour offre jusqu'à 20 ou 24 dégrés de différence ; il en est a-peu-près de même du sec et de l'humide. Quelquefois les hygromettres annoncent tantôt une grande sécheresse, tantôt une grande humidité dans l'air qui nous environne. La facile déliquescence du sel de tartre l'indique ; tout le prouve dans l'intérieur des maisons ; la moiteur du linge, du papier, le gonflement des bois, la rouille du fer, du cuivre, etc. sont des effets immédiats, et des signes habituels de cet état de l'atmosphère, dont la fâcheuse influence ne peut qu'engendrer, entretenir, aug-

menter les affections goutteuses et rhumatiques , qui de leur nature sont subor-
données à toutes les causes capables de changer la disposition de la peau, de la rendre
plus serrée ou plus souple ; et à toutes celles
qui agissent sur la transpiration. Il n'y a
que la force de la jeunesse ou du tempérament, qui nous mettent plus ou moins
à l'abri de l'influence des intempéries de
l'air. Quand j'étois jeune , dit le naïf la Fon-
taine ; toutes les saisons m'étoient bonnes.
Voici l'explication qu'on pouroit donner
des vicissitudes, des douleurs sciatiques et
rhumatisimales , par les causes physiques,
tirées de l'état de l'athmosphère.

Les corps organisés , ont un certain état
de tension , qui convient le mieux au feu
de leurs organes, et qui favorise le plus leur
santé et leur bien être ; cet état ne sauroit
être changé sans en éprouver des effets
sensibles ; j'ajoute encore que, s'ils on
quelques parties plus foibles que d'autres,
ce sont précisément celles-là , qui sont exposées aux premiers changemens, et qui
les annoncent quelquefois d'une manière
désagréable, mais en même tems que les
corps organisés sont susceptibles de changement dans leur tension, une foule de
causes peuvent agir sur eux pour les pro-

duire. La quantité du fluide électrique contenu dans l'air, ne peut être augmentée ou diminuée sans qu'ils en souffrent, soit par l'augmentation de l'irritabilité, soit par sa diminution. Il y a des personnes qui pressentent le tonnerre par des spasmes et des agitations nerveuses, qui sont très-fortes.

Le poids de l'athmosphère ne peut varier beaucoup sans devenir pénible ; aussi les personnes délicates, quand le mercure baisse, ressentent-elles un relachement, qui annonce que le poid qui tend à comprimer leurs vaisseaux est fort diminué ; il y en a même, qui sentent alors leurs vaisseaux se gonfler davantage et résister moins à l'activité des fluides qui les pénètrent.

L'élasticité de l'air ne sauroit varier à un grand degré, sans changer la respiration et l'action des solides sur les fluides ; on ne peut altérer la constitution de l'air, sans influer sur toute l'économie animale, qui en est plus ou moins affectée ; les personnes foibles souffrent dans tous les lieux où plusieurs hommes ont respiré long-tems, et dont les lumières ont gâté l'air.

L'humidité qui pénètre nos pores, humectent nos fibres, et les raccourcit ; on sait aussi combien l'humidité est nuisible, et combien de maux elle cause à ceux qui ont les nerfs trop tendus.

J'en dis autant de la chaleur, du froid, et de tous les phénomènes de l'atmosphère, qui ont une influence plus ou moins grande sur les corps organisés, et qui peuvent aussi présager le tems par l'influence qu'ils ont sur nos organes, avant que le changement soit décidé à nos yeux. Si l'on excepte les températures excessives qui blessent toujours, parce qu'elles sont destructives de l'organisation, les températures de l'air ne nuisent réellement que par leur vicissitudes. Hypocrate a dit, *ce sont principalement les changemens de tems qui engendrent les maladies.* Il est bon de faire connoître les effets de cette vicissitude. *Ceux du chaud au froid*, sont, 1º. la constriction spasmodique des fibres organiques sensibles et irritables, constriction qui se propage par une communication très-rapide de l'extérieur à l'intérieur, et principalement aux parties foibles, et déja souffrantes. 2º. La répercussion de l'humeur de la transpiration, qui, ou se fixe sur les organes intérieurs, ou va se porter sur des couloirs étrangers, mais souvent les irrite par une acreté particulière ; 3º. la congélation de la matière albumineuse du sang, qui congène la circulation, ou engorge les canaux, et augmente l'effort du cœur et des vaisseaux, produit les fièvres et les inflammations catharrales. 4°. L'augmentation de l'absorption cutanée, par laquelle il paroît que les miasmes étrangers au corps peuvent y pénétrer, augmenter peut être l'acreté de transpiration, la vivacité du spasme, la violence de l'inflammation, et compliquer encore tous ces canaux, de différentes altérations humorales.

Les effets des autres vicissitudes dans la température de l'air sont 1°. du *froid glacial* au chaud, l'expansion des liqueurs gelées qui dilatent ou rompent leurs canaux, s'extravasent, stagnent ou s'altèrent. Le ramollissement des solides et leur altération, accident dont la gravité s'accroît proportionnellement à l'excès du contraste. 2°. Du *sec à l'humide*, l'effet, est le sentiment d'un poids qui nous presse de tous côtés. L'air est lourd, disons-nous, et cependant le baromètre annonce qu'il est au contraire plus léger ; mais nos membres retirés et ramollis sont devenus plus foibles, plus inhabiles au mouvement, ils ont perdu leur ton ; et quoique la colonne athmosphérique soit devenue moins pesante, elle presse néanmoins davantage en proportion du peu

de vigueur avec laquelle nous en soutenons le
poids. 3o. *De l'humide au sec*, ce passage n'a
en général que de bons effets ; il raffermit
les extrémités vasculaires , relève le ton de
la fibre , et quoi qu'accompagné presque
toujours d'une augmentation de poids de la
colonne atmosphérique , nous fait paroître
l'air plus léger , la chaleur moins accablante
et le froid moins rigoureux. On voit par là,
que nous ne pouvons par ces sensations,
déterminer le degré précis du changement
réel , parce que leurs données diffèrent souvent beaucoup de celles des instrumens les
plus justes , mais les vicissitudes de l'état de
l'air, n'en méritent pas moins l'attention du
médecin dans le traitement de toutes les maladies, pour régler sur leurs effets , l'usage
des remèdes; et pour en faire une application
au mien , son usage doit être moins continué dans le chaud que dans le froid , et plus
dans l'humide que dans le sec , à raison de
sa vertu tonique.

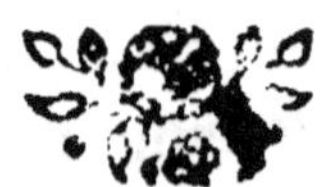

SECTION ONZIEME.

DIXIÈME CAUSE.

La vieillesse.

MALGRÉ les inconvéniens de l'inconstance, de la variété des saisons et des jours, un peu d'attention sur nous-mêmes nous y feroit obvier facilement, et nous avons presque toujours à nous reprocher leurs fâcheuses influences dont nous aurions pu nous garantir. Il n'en est pas de même des maux qui marchent à la suite de la vieillesse, que la Goutte accompagne souvent. Il faut à cet âge, pour se préserver ou se délivrer de cette maladie, recourir à toutes les ressources de l'art. Il ne faut pas moins qu'un spécifique aussi puissant que mon élixir, pris comme préservatif ou curatif, pour pouvoir s'y soustraire. Car en général, à cette époque, soit irritation interne qui rappelle les esprits au dedans, soit resserrement ou foiblesse dans le tissu de la peau, qui se prête mal à l'effort qui est dirigé vers elle, soit atonie dans l'organe cellulaire, qui ne pousse pas assez au dehors, l'humeur reflue dans son tissu, et par les communications qu'offrent ses cellules et ses prolongemens, se porte dans l'intérieur, ce qui menace de mille infirmités. C'est alors que l'affoiblissement de tous les solides, combinés avec une diathèse particulière dont la nature n'est pas encore connue, produit la Goutte, l'asthme, le calcul, les dartres; maladies qu'on pourroit regarder dans le déclin de l'âge comme étant de la même famille ; mais indépendamment de cet affoiblissement général, il y en a un particulier à chaque viscère, et qui est plus ou moins marqué, relativement aux forces innées, ou radicales et aux forces acquises de tel, ou tel viscère.

La vie consiste dans la circulation du sang et des humeurs, la santé dépend du degré précis de ce mouvement, qui lui-même dépend de la fluidité convenable de ces humeurs, or, dans la vieillesse, le sang et les humeurs trouvent de jour en jour plus d'obstacles à leurs cours.

A mesure qu'on avance en âge, les os, les cartillages, les membranes, la chair, la peau et toutes les fibres du corps deviennent plus solides, plus dures, plus sèches; toutes les parties se retirent, se resserrent ; tous les mouvemens deviennent plus lents, plus difficiles: a circulation des fluides se fait

avec moins de liberté, la transpiration diminue : les sécrétions s'altèrent, la digestion
des alimens devient lente et laborieuse, les
sucs nourriciers sont moins abondans, et
ne pouvant plus pénétrer les vaisseaux
capillaires, ils ne servent plus à la nutrition.
Que deviennent - ils donc ? Ils s'arrêtent
dans le trajet de leur transport, épaississent la lymphe, obstruent les conduits,
tant des vaisseaux que des pores, et s'accumulant de jour en jour, font dépôt sur
quelques parties causent la Goutte ou le
Rhumatisme ; et ce qui est plus fâcheux,
c'est que les parties les plus essentielles à
la vie, devenues aussi foibles, et peut-être
même plus débiles que les autres, éprouvent
presque tous les accidens de ce reflux ;
c'est pour cela que les rétrogradations sont
si communes chez les vieillards Rhumatisans ou Goutteux. Pourquoi au contraire,
les enfans au-dessous de l'âge de puberté,
ou les jeunes gens de cet âge, ou peu au-
dessus, sont ils exempts de la Goutte ? (1)

____

(1) La régle n'est pourtant pas si général qu'elle ne
puisse souffrir exception. La Goutte n'épargne absolument ni les enfans, ni les femmes ; mais les uns et les
autres l'ont très-rarement. Les filles qui ont les *pâles
couleurs*, en ressentent quelquefois les atteintes, de

Il est aisé d'en rendre la raison. La nature qui cherche à s'étendre, poussant continuellement vers les extrémités, ne permet à aucune humeur de stagner, de s'épaissir, de se fixer ; mais au contraire, de se porter au plus loin, et par là nécessite et contraint les parties hétérogènes de sortir ; ne laissant la liberté qu'aux parties homogènes, de se placer dans les cellules qui les conviennent.

La peau chez les enfans est un réseau très-ouvert, tendre et transpirable. Si la perspiration est retenue subitement par quelque faute, elle se rétablit aisément. La matière de cette excrétion ne peut donc s'accumuler pour causer la Goutte de la manière que nous venons de le démontrer ; à moins qu'il n'y ait une cause trop durable et trop puissante, comme dans l'exemple que je vais citer.

Je me transportai un jour chez le citoyen, ci-devant comte de Brion, qui, avant qu'il fit l'usage de mon élixir, étoit fort sujet à la Goutte, éprouvant régulièrement chaque

---

même que les femmes histeriques et celles qui sont dans la suppression de leurs règles, les *hypocondriacues*; celles dont les *émorrhoïdes*, qui couloient habituellement sont desséchées, sans parler de celles qui ont un vice héréditaire.

année deux attaques, dont chacune le retenoit plusieurs mois dans ses appartemens, et souvent même au lit. Au moment où je parle, c'est-à-dire, depuis plus de douze ans, il n'avoit éprouvé aucune récidive ; lorsque me voyant, il me dit, par allusion à sa propre cure, à plusieurs autres dont il a été témoin, et aux bons effets ordinaires de mon remède : Venez, venez : vous arrivez à propos pour être témoin d'un nouveau prodige de votre élixir. Il me conduit dans une chambre ; j'y vois un jkei de l'âge de quatorze à quinze ans, qui étoit encore dans cet engourdissement qui touche de près à la guérison. Quoi ! dis-je, si jeune avoir la Goutte ; le fait est rare, et surtout dans une condition aussi active. Vous saurez, reprit le ci-devant comte, que ce petit malheureux ayant couché long-tems dans des lieux frais, humides et mal-sains, en a contracté une Goutte ou un Rhumatisme universel, ou l'un et l'autre tout ensemble, si bien qu'il s'est trouvé perclus de tous ses membres, qui se sont enflés non-seulement aux articulations, mais dans toute leur étendue, et qu'il a ressenti des souffrances inexprimables. Il y avoit quinze jours qu'il étoit dans cet état douloureux, et depuis huit seulement, qu'il a pris de votre remède, il se trouve si bien qu'il va se mettre en campagne sous quatre ou cinq jours. N'est-ce pas là un vrai miracle ; Monsieur, lui repondis-je, permettez-moi de vous dire que non ; la grande jeunesse facilitoit ici la guérison : mais je regarderois plutôt comme telle, la cure opérée par mon élixir, que vous communiquâtes à ce gros et gras prieur de Bernardins, déjà âgé, détenu depuis nombre d'années dans un fauteuil, et qui, au grand étonnement de ses religieux, s'est vu en peu de tems aussi libre que les plus ingambes d'entre eux. En effet, comme je l'observois tout-à-l'heure, la Goutte aggravant ses tortures en raison de l'âge, il devient plus difficile de la guérir dans la vieillesse que dans la jeunesse ; mais, à tout âge, mon élixir en vient à bout en plus ou moins de temps, selon les obstacles qu'il rencontre, en suivant ainsi qu'il sera prescrit, un régime analogue aux circonstances.

SECTION DOUZIEME.

ONZIÈME CAUSE.

L'héridité.

LA vieillesse est assurément une chose bien involontaire, au moins dans ses effets. Car il est peu de personnes qui ne voulussent en reculer l'approche ; mais elle ne l'est pas toujours dans ses causes. On sait que les excès accélèrent son temps. Les passions nous emportent sur la mer orageuse de ce monde. Ces syrènes enchanteresses voyent peu d'Ulysses qui bouchent leurs oreilles à leurs flatteurs, mais perfides accens. On se livre, on s'abandonne à ces divinités traîtresses, qui vous entraînent d'écueils en écueils, d'abîmes en abîmes. Voilà ce qu'une infinité de personnes, ont tous les jours à se reprocher et singulièrement les Goutteux ; abusant presque toujours de leur tempérament, d'ordinaire très-fort, ils sont moins à plaindre, Ne confondons point cependant les innocens avec les coupables : soyons justes. Il en est qui méritent plutôt de la compassion que des reproches. Ce sont ceux qui tirent la Goutte de leurs parens, (non au sens d'un docteur ridiculement crédule, qui, ainsi que plusieurs autres maladies graves, contractée seulement par nos imprudences et nos indiscrétions, la déduit comme une tache absolument originelle, du premier homme ; mais des auteurs médiats ou immédiats de leurs jours. Ces tristes victimes d'une intempérance, non - seulement antérieure à leur conduite, mais à leur naissance, sont plus dignes de commisération que de blâme. Heureusement, comme on le verra ci - dessous, leur cure n'a rien de plus impossible que si la cause étoit volontaire, parce qu'elle est toujours la même. Il importe peu qu'on soit Goutteux pour avoir trop sacrifié à Cypris ou à Bacchus, ou pour être un digne héritier de ses pères. C'est toujours le même principe, c'est - à - dire, un *coagulum* des humeurs, qui est le fruit de cette semence goutteuse, d'acquisition, ou de patrimoine, parce que la Goutte avant d'être héréditaire, a dû être primitivement acquise dans nos auteurs, ou dans les leurs, et en conséquence elles sont de même nature l'une que l'autre. Je suppose, pour un moment, qu'on m'ait accordé que la cause de la Goutte acquise, est un épaississement de la lymphe, occasionné par la présence d'un acide étranger et superflu, que cet acide est le produit des indigestions, des crudités, et des mauvais levains ; on sera forcé de reconnoître dans la Goutte héréditaire le même épaississement, avec cette différence qu'il est dû dans celle-ci, non à une faute propre à la personne ; mais, à une disposition ou à une tendance innée à la condensation, qui tient toujours de la première cause, c'est-à-dire, du caractère acide. Il suffit que ce caractère ait affecté toutes les humeurs, de façon que celle qui est destinée à leur propagation, en soit imbue dans le moment de la génération, qu'ensuite les autres humeurs contractent ce vice plus singulièrement, comme il arrive dans le scorbut, les écrouelles, le virus vénérien, et les autres maladies héréditaires, dont le venin corrompt la semence qui lui a servi de véhicule, ou même sans paroître la détériorer, (si l'on vouloit soutenir qu'elle n'est point altérée), corrompt cependant les humeurs avec lesquelles il a plus d'affinité.

Par une diathèse particulière, par une disposition secrète, que dans la suite développe un concours déterminé de lois physiques, on transmet la Goutte de pères en

fils , comme on croit qu'on transmet le
caractère ; de manière qu'on croit à l'existence des familles goutteuses, comme on
croit à celles des phtysiques , des bossus ,
des gouettreux, etc. Pourquoi donc dans
ces familles, les médecins ne sont-ils pas
consultés sur le sort des enfans ? ils prévien-
droient sans doute les orages qui doivent s'accumuler et gronder sur ces têtes innocentes.
Je crois pouvoir me féliciter d'en avoir sauvé
quelques-unes , puisque de plusieurs enfans,
frères , ceux qui n'ont point usé de mon
remède comme préservatif, sont rongés de
gouttes, tandis que leurs cadets de peu d'années qui en ont fait usage, n'en ont ressenti
nulle atteinte, n'y paroissent nullement disposés quoi qu'ils soient parvenus au-delà de
l'âge , où leurs aînés ont succombé à ses tex-
tures ou en sont encore les victimes.

Le principe de la Goutte, dans son
origine, n'a pas, comme le virus de certaines maladies, une acrimonie assez pernicieuse , pour qu'elle affecte dans ce temps les
solides ou les fluides, ce qui n'empêche pas
néanmoins sa réelle existence ; c'est un
germe, qui, de même que celui de la
petite vérole, ou celui de sa sœur, se développe plutôt ou plus tard, selon le degré
de fermentation des humeurs parmi lesquelles

quelles il se trouve. Je suis persuadé que la Goutte peut être originaire. Je le prouve.

Comme une amande produit naturellement un arbre qui produira des fruits tout semblables à ceux dont on l'a tiré; que ces fruits auront présisément le même goût et la même forme que ceux de l'arbre qui a produit cette amande, il est aussi naturel que les parens donnent à leurs enfans leurs traits, leurs formes, leurs passions et leurs maladies. Toutes ces choses sont contenues dans la semence dont l'enfant est formé, le temps les développe, et l'on en ressent les effets. Lors donc que le terme est arrivé, où le développement et l'abondance de l'humeur goutteuse suffisent pour produire le premier accès, la moindre irrégularité dans la manière de vivre, dans les affections du corps et de l'esprit, suffit pour la mettre en mouvement et obliger la machine, dont elle gêne l'équilibre, de chercher à s'en débarrasser, en la jetant hors des voies de la circulation.

C'est ainsi que peut se développer la Goutte héréditaire, développement qui doit-être plus ou moins retardé, selon les différens sujets chez lesquels se trouve le principe de cette maladie, ou même ne

point avoir lieu du tout, si ceux en qui
il se trouve, se maintiennent toujours dans
un état tel, que rien ne donne l'essor au
développement du germe : ce qui arrive à
bien des personnes, qui meurent avant
qu'aucune cause, tant intérieure qu'extérieure, ait fermenté ou fait fermenter le
levain de cette maladie, au point de la faire
éclore, et d'exposer à ses dangereuses suites:
Comme il est telle disposition de terrein où
un amandier, quelque précoce et quelque
fécond que soit cet arbre, ne pourra donner ni fleurs, ni fruits ; ni même une
amande mise en terre, germer, pousser et
devenir un arbre.

Je ne vois donc pas pourquoi un auteur
célèbre de nos jours, prétend que la
Goutte ne peut pas être héréditaire. Il cite
en preuve de son opinion, deux gemeaux,
dont l'un fut sujet à ce mal et l'autre en
fut exempt. Il a raison, sans doute, d'attribuer cette différence à leur différente
manière de vivre ; mais d'en conclure que
le principe de la Goutte n'étoit pas enté
chez eux, c'est une fausse conséquence.
Il en est du germe des maladies comme
de ceux des plantes, il faut un concours de
circonstances et de moyens propres à leur
développement.

Le sentiment d'un autre auteur également éclairé, qui ne croit pas la Goutte héréditaire, parce qu'il ne regarde pas l'humeur de cette maladie comme assez élaborée, assez subtile pour se mêler au chyle qui doit contribuer à la formation de la semence, ne me paroît pas plus vraisemblable. Est-il croyable qu'une humeur mêlée avec la lymphe, circulant comme elle avec le sang, ne puisse pas y mêler ses parties les plus déliées, et par cette voie, porter, dans la semence, le germe funeste de la Goutte ? Que peuvent avoir de plus subtil que celui de cette maladie, le virus syphilitique, le scrophuleux, le scorbutique ? Or ceux-ci, peuvent être héréditaires, la Goutte peut donc l'être aussi.

Mais, objectera-t-on: souvent de plusieurs enfans du même père, les uns auront la Goutte, les autres ne l'auront pas. Ma première réponse à cette objection, est, que peut être le père lui-même ne l'avoit pas encore lors de la génération de ceux-ci. En second lieu, je dis que dans le cas qu'il l'eût, il est facile d'expliquer pourquoi tous les jours, parmi des personnes qui doivent la Goutte à leur père, on en voit d'autres qui en sont exemptes, pourquoi même cette maladie ne se manifeste quelquefois qu'à la seconde ou troisième génération. C'est que le virus étant plus adouci et trop foible pour se manifester, il a fallu un long intervalle et un dérangement pour le développer aux générations suivantes ; d'où l'on doit conclure, que le sang de tous les enfans des générations antécédentes n'a pas été entièrement exempt du levain goutteux.

Malgré l'étendue de mes recherches sur cette maladie, mon dessein, comme je l'ai déjà dit, n'a pas été d'en particulariser toutes les causes ; mais de décrire les plus générales, sous les espèces desquelles on en placera une infinité, dont la description seroit aussi ennuyeuse qu'inutile, et ne seroit qu'une répétition de tout ce qu'on a vu plus haut. De ce genre, sont celles qui viennent d'une vie molle et trop sédentaire, ou du contraire, c'est-à-dire, d'une vie trop studieuse, trop active, trop occupée. Tout excès est vice à l'égard de la santé, dont l'équilibre ne peut se maintenir, que dans un usage modéré de toutes choses. Telles sont encore les causes qui procèdent de l'oisiveté, des veilles, des insomnies, des indigestions, des crudités, de l'appauvrissement du sang, et d'une multitude d'autres particulières, qui ne sont souvent que des effets des causes plus générales, renfermées dans notre détail, qu'il est tems de borner, pour déterminer le résultat des effets de ces causes.

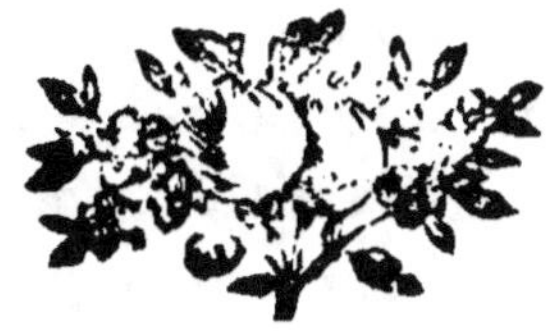

CHAPITRE VIII.

Détermination du résultat des différentes causes de la Goutte.

Résultat du défaut d'émanation et de transpiration.

L'ÉMANATION et la transpiration ont trop de rapport ensemble pour séparer le résultat de la supression, suspension, diminution et défaut quel qu'il soit de l'une et de l'autre ; toute la différence qui peut s'y trouver, ne pouvant être que du plus au moins. Ce qui devoit transpirer ou émaner de nous, ne s'étant point dissipé, soit par défaut ou par excès de chaleur, soit par la grossièreté des humeurs ou l'étroitesse des pores, est forcé de rester. Or l'accumulation de ces humeurs, qui bientôt, par quelque fermentation, se porte sur les articles, est la matière de la Goutte ; leur expansion dans les parties charnues venant de la même cause, est le principe du Rhumatisme, et la réunion de ce double accident dans le même sujet, est la source du mélange des deux maladies, qu'on désigne ordinairement sous le nom de *Rhumatisme goutteux* ou de *Goutte rhumatisante*. Tel est en bref le résultat du défaut d'émanation et de transpiration : un aggrégat de matières brutes, grossières, superflues, hétérogènes, salines, âcres, qui, à la moindre fermentation, mises en mouvement sans pouvoir prendre leur issue, à cause de leur densité ou du resserrement des pores, procurent aux Goutteux, ou aux Rhumatistes, de si vives et de si longues douleurs. Le résultat de l'émanation ne dépendant presque point de nous, et au contraire presqu'absolument de causes étrangères, tant internes qu'externes, nous ne pouvons que bien difficilement le modifier, et souvent la chose est impossible ; mais celui de la transpiration et des autres causes, dont il est en notre disposition de modifier plus ou moins l'influence, dépendant en grande partie du régime, on peut se le rendre favorable ou funeste selon la conduite que l'on tient ; c'est ce qui sera développé dans l'article régime et dans les observations générales et particulières, où l'on trouvera bien des avis salutaires.

———————

CHAPITRE IX.

Résultat des autres causes.

L E résultat des autres causes, dans ce qu'elles ont de commun avec la transpiration, doit être le même que celui de cette dernière; ainsi il seroit inutile de détailler leurs inconvéniens à cet égard : Par exemple, outre que l'abus des jouissances vénériennes affoiblit la force digestive, il prive les articulations de cette huile synoviale, destinée à entretenir le mouvement et la flexibilité des parties solides. Tel est encore l'effet de l'abus des vins et liqueurs, qui donnent trop de consistance, trop de tention, trop de roideur aux fibres et aux nerfs, et produisent dans toutes les parties, une sécheresse nuisible à la lymphe, qui s'en trouve épaissie au point de ne pouvoir plus circuler avec le sang et les esprits, dont le cours est intercepté, et le baume souvent altéré par une âcreté dominante dans la synovie.

J'assignerai aussi comme un des principes de la goutte, le vice de l'acide vital, coagulant , épaississant , pétrifiant même la lymphe , de manière à procurer les ankiloses , les nodus et les pierres dans toutes les parties possibles du corps : car il n'en est point qui ne puisse servir de matrice à ces corps étrangers , onéreux et douloureux à la nature , puisqu'il n'est point d'endroit où l'expérience plus commune , ou plus rare , n'en ait offert.

Les obstructions , les concrétions qu'engendrent les mauvais levains , la foiblesse des viscères , les indigestions peuvent entrer dans ce dernier résultat , ainsi que celui qui donne souvent lieu à ces dernières , je veux dire les effets de la mollesse , de l'oisiveté , et par contraire, l'excès d'application et de travail.

Le résultat des passions violentes ne peut être qu'une fuite soudaine des esprits, qui donne aux humeurs une secousse assez forte pour les déplacer, et les précipiter à flots sur quelques parties , et presque toujours sur les plus essentielles, par la raison qu'elles y trouvent une place abandonnée des esprits mêmes , symptôme si dangereux qu'il menace d'une mort prompte, si un puissant spécifique ne repousse du centre à la circonférence l'humeur goutteuse , et ne rappelle les esprits à leur centre , effet immanquable de mon élixir.

Il est un effet presque contraire des passions mélancoliques, telles que l'abattement , le chagrin , la tristesse ; elles jettent dans une espèce d'anéantissement , procurent l'atonie des organes et la stagnation des humeurs , accidens auxquels remédie encore mon spécifique en ranimant la nature, en rendant à tous les organes leur ton et leur énergie.

Le résultat de l'intempérie des saisons, soit qu'il provienne d'un excès de froid ou de chaud, ne peut procurer que la condensation , l'épaississement des humeurs et par conséquent une aggrégation superflue de matières nuisibles , d'où dérivent le Rhumatisme, la Goutte , le Rhumatisme goutteux et la Goutte rhumatisante.

La dégénération du sang ne peut venir que de sécheresse, d'âcreté ou de corruption. Quant au résultat des effets de la Goutte héréditaire , il est relatif aux différentes causes qui l'ont engendrée chez-nos pères , et rentre dans le détail que nous venons de don-

ner. Il ne s'agit donc plus que de démontrer, par théorie et par expérience,
l'efficacité d'un remède, qui détruise le
résultat de toutes les causes possibles de
la Goutte.

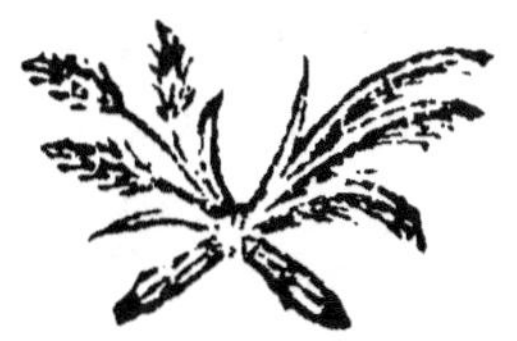

CHAPITRE X.

Démonstration théorique de la cure.

L'AGGRÉGAT des humeurs goutteuses
et rhumatismales, de quelques causes
qu'elles procèdent, se réduit, en dernière analyse, à l'accumulation, à la
densité, à l'acreté de la lymphe et de la
synovie. Il s'agit donc de faire voir la
possibilité de rendre à ces deux liqueurs,
leur douceur et leur fluidité naturelles, qualités diamétralement opposées aux vices
ci-dessus ; et, pour parvenir à ce but, il
faut un remède qui divise, atténue et
balsamifie tout-à-la-fois, la lymphe et la
synovie. Or mon élixir pénètre facilement
les vaisseaux sanguins, y subit les loix
de la circulation ; mêlé avec la masse des
humeurs, il les rend plus analogues les
unes aux autres, tant qu'elles coulent
confusément dans les vaisseaux. Après avoir
parcouru ce méandre, il dissipe l'humeur
arthritique par les différentes sécrétions,
sans avoir été lui-même altéré. Il ne
perd rien de sa propre substance, si nécessaire pour dissoudre les matières gros-

sières mêlées avec les humeurs qu'il rencontre en son chemin. Enfin il augmente
le ressort des vaisseaux par les secousses
légères qu'il leur cause , et les rend plus
propres à seconder son action , qui tend
à diviser et atténuer les substances visqueuses, terreuses et épaisses, qui croupissent dans les canaux.

Malgré la différence de leurs qualités ,
mon élixir agit sur toutes les humeurs
qui peuvent transpirer , de manière à
combattre avec une égale facilité, le froid
et le chaud , parce qu'il est au pouvoir
de ses qualités moyennes de l'introduire
dans un sujet, et d'en chasser ce qu'il
y a de contraire à la nature , tempérament qu'il étoit difficile de trouver,
mais non impossible , comme on pourroit le croire.

Cependant, comment supposer qu'il existe
dans un même remède , une vertu proportionnée à la guérison de deux maux
opposés dans leur résultat , comme la
Goutte froide et la Goutte chaude ?
quoi ! ignore-t-on que les qualités qui
tiennent un certain milieu, rapprochent
naturellement les extrêmes ? Qu'on verse
en même-tems de l'eau médiocrement
chaude , dans un vase où il y a de l'eau

bouillante , et dans un autre vase où il y en a de la froide , l'ardeur de l'eau bouillante ne sera-t-elle pas tempérée? l'eau froide ne sera-t-elle pas échauffée ? Un remède qui aura la vertu de donner aux humeurs précisément le dégré de chaleur qui leur convient, n'agira-t-il pas nécessairement en moins sur les humeurs chaudes , tandis qu'il agira en plus sur les froides ? Pourquoi seroit-il donc impossible à un seul et même remède , d'agir efficacement contre deux caractères opposés ou prétendus opposés de la Goutte?

Pour nier qu'un remède pût être employé avec succès dans des maladies prétendues opposées , il faudroit nier qu'il pût renfermer en lui-même des vertus pour ainsi-dire contraires : or , qui ne sait que l'hypécacuana , la rhubarbe et un grand nombre d'autres remèdes simples , à plus forte raison les composés, ont des propriétés toutes différentes entr'elles , l'on pourroit même dire contraires ; et la chymie nous en donne la raison, en découvrant dans ces racines deux sortes de substances, l'une saline et huileuse, qui est purgative, et l'autre terrestre qui est astringente, ce qui fait qu'elles purgent doucement en resserrant,

Je vais plus loin : je dis qu'un remède dont les substances n'ont pas même de qualités différentes, peut être propre à la cure de maladies très-diverses. C'est une opiniâtreté bien déraisonnable et bien contraire à l'expérience, que de contester ce fait. Le mercure n'est-il pas employé contre une infinité de maladies plus dangereuses les unes que les autres, telles que la galle, les dartres, les vers, les écrouelles, le virus syphillitique, enfin, contre les affections goutteuses, rhumatisantes ; et l'on trouve extraordinaire qu'un remède soit approprié aux divers effets d'une même humeur, dont la malignité sans changer de caractère, change seulement de siège ou de mode, telles que la Goutte et le Rhumatisme, ou la simultanéité de ces deux affections dont la cause matérielle est identique.

Il faudroit ignorer les premiers élémens de physique et de chymie, pour oser nier les effets divers ou opposés d'une même cause, soit sur les mêmes, soit sur différens objets.

Si l'on verse de l'esprit-de-vin sur de l'alkali fixe, résout en liqueur au moyen de la plus petite quantité d'eau possible, on obtient sur-le-champ un congulum, connu sous le nom d'*Offa-helmontii*.

Toutes les vraies raisines, toutes les substances savoneuses, sont au contraire dissolubles dans l'esprit-de-vin.

C'est une chose digne de remarque, dit le célèbre Lieutaud, qu'il se trouve plusieurs remèdes qui ont des qualités contraires entr'elles. De ce genre sont les martiaux. On les met à la tête des apéritifs, cependant on ne peut pas douter que ces remèdes ne soient aussi astringens ; propriété qui paroît opposée à celle que l'on désigne par le mot d'*apéritif*. Cette qualité n'empêche pas néanmoins qu'on ne mette les martiaux au nombre des meilleurs apéritifs et des meilleurs désobstructifs ; ainsi une conduite autorisée par l'expérience, atteste qu'il est des remèdes dont la vertu produit des effets qui nous paroissent opposés. Il y a certainement aussi loin de l'idée d'un apéritif à celle d'un astringent, que du chaud au froid. Or, puisque, malgré cette opposition apparente , le même remède est réellement apéritif et astringent, pourquoi donc voudroit-on regarder comme

chimérique la vertu d'un remède qui com-
battroit tout-à-la-fois la Goutte froide et
la Goutte chaude ? J'ai choisi l'exemple
de ces deux sortes de goutte, comme
plus opposées, soit réellement soit en apparence, pour détruire d'un seul coup,
toutes les objections de ce genre.

On voit donc que quand ces deux sortes
de Goutte seroient aussi opposées qu'elles
le paroissent, un même remède pourroit
encore les guérir. Mais, dans le fait,
elles ne sont point essentiellement différentes. L'apparence d'opposition qu'on
remarque entr'elles vient de la différence
des tempéramens. Si le malade est hypocondriaque, hystérique, colérique,
sanguin ; s'il a le genre nerveux très-tendu,
très-sensible à la moindre impression, il
sera sujet à la Goutte chaude. Si au contraire il est pituiteux, phlegmatique, s'il
a le genre nerveux relâché, et s'il est
moins sensible aux affections qui émeu-
vent l'ame, il sera sujet à la goutte froide.
Les causes qui produisent la goutte sont
donc, pour ainsi-dire, communes, tant
pour la chaude que pour la froide ; ainsi
les remèdes peuvent être les mêmes. De
tout cela il est aisé de s'appercevoir que
l'acrimonie subtile du levain qui produit

la goutte est la même ; mais qu'elle est
plus ou moins exaltée, ou plus ou moins
condensée, et que la différence dépend
du tempérament des sujets qui sont attaqués de l'une ou l'autre goutte.

Ceci répond à une objection qui m'a été
ainsi proposée. « La différence que vous éta-
» blissez entre les deux espèces de gouttes,
» dont l'une est chaude et l'autre est froide,
» me paroît juste ; mais puisque la même
» activité n'existe pas dans la cause, les
» mêmes effets peuvent-ils en résulter? » Oui
assurément, si les sujets different en qualités et en rapports : différence qui rend
la même cause ou nulle, ou moyenne,
ou violente. Quelle diversité d'effets ne
pourra-t-il pas résulter, si la cause et le
sujet outre leur réciproque contrariété,
ont chacun des propriétés qui se combattent elles-mêmes.

La goutte chaude et la goutte froide
n'ont point de qualités si opposées, qu'elles
ne puissent même se rencontrer dans le
même individu , comme on rencontre sur
un même arbre une gomme bien sèche
et bien solide , avec une gomme peu solide et même liquide ; ainsi la goutte peut
être différente d'elle-même dans les différens particuliers, tant à raison de la va-

riété de ses principes qu'à raison des dispositions particulières du sujet ; mais toutes les différences, toutes les nuances dans les divers individus, ou dans le même individu, qui quelque fois se plaint au même instant du chaud et du froid, selon les qualités diverses de la matière de sa goutte, ne sont je le répète, que divers dégrés de chaleur ou de froid, d'épaississement et d'acrimonie.

C'est pourquoi j'avance, comme un principe incontestable, qu'il n'y a point de véritable opposition entre le plus et le moins d'un même objet. Deux choses qui sont sur la même ligne, ne peuvent s'appeller opposées, que par un abus manifeste des termes. La Goutte chaude et la Goutte froide ne different que du plus au moins, et par le nombre de leurs dégrés ; il n'y a point par conséquent d'opposition entre ces maladies, puisque l'une ne consiste que dans l'excès, et l'autre que dans le défaut d'une même cause. Répugne-t-il donc qu'il y ait un remède dont la vertu, tenant un juste milieu entre l'excès et le défaut de chaleur, porte, dans l'humeur de la Goutte froide, la chaleur dont elle manque, et ôte à la chaude ce qu'elle a de trop ? Les guérisons de ces deux maladies, loin d'être deux extrêmes qui se contrarient et se combattent, sont comme deux extrêmes qui se rapprochent et se réunissent en un même point. De part et d'autre ce sont deux effets ramenés au juste milieu dont ils s'étoient écartés. Or peut-on regarder comme deux effets opposés entr'eux, des effets qui s'identifient pour ainsi-dire dans leur dernière analyse ; des effets destructeurs de l'opposition réelle ou prétendue qui se trouvoit entre les deux maladies ; des effets, en un mot, qui ne consistent que dans le rétablissement de l'équilibre troublé ? Il me paroît évident, qu'il n'y a dans ces deux guérisons prises en elles-mêmes, aucunes traces d'opposition. Si donc l'impossibilité d'opérer ces deux guérisons par le même remède, n'est fondée que sur l'opposition qu'elles paroissent avoir, on doit convenir, que n'y ayant aucune opposition, les guérisons sont possibles. On seroit bien difficile de ne pas se rendre à ces solutions ; je croirois même abuser du loisir de mes lecteurs, si je poussois plus loin ces raisonnemens

CHAPITRE XI.

Confirmation de la démonstration précédente, par la manière dont agit mon spécifique.

En même temps que j'ai cherché à donner à mon élixir la vertu de lever les obstructions des pores, pour que la matière humorale pût s'échapper par la perspiration, qui dissipe la cause du mal, sans épuiser les forces, ou plutôt en les conservant et les ranimant par le soulagement qu'elle procure, étant comme l'ouvrage de la nature, puisque c'est par cette voie qu'elle se décharge, non-seulement de l'excès de l'humeur nécessaire, mais de toute impureté qui pourroit y jetter du désordre ; j'ai concilié encore à ce remède la propriété de déposer à la place de toute humeur nuisible, un baume adoucissant et lubrifiant, qui facilite le mouvement, l'action, le jeu de toutes les parties dont il augmente le ton et le ressort.

A peine l'a-t-on pris, que par son impression sur le palais, et par sa subtile vo-

latilité au cerveau , il dispose, il excite à
se moucher, à éternuer, à cracher, tant
il est prompt à diviser le *coagulum* des
humeurs. Ces excrétions auxquelles il
détermine ordinairement, sont ses premières opérations. On auroit peine à
croire, avant de l'avoir éprouvé, combien il décharge la tête , rend l'esprit
libre et les idées nettes. C'est un effet
dont plusieurs personnes se sont louées
dès le commencement de son usage.

Parmi les propriétés admirables de
mon remède , je dois distinguer celle
qu'il a de pousser l'humeur du centre à
la circonférence, de manière que par quelque cause que ce soit , que l'humeur arthritique attaque les parties les plus nécessaires à la vie , comme centre d'opérations sans lesquelles elle ne peut exister,
comme le cerveau , la poitrine , le
cœur , le foie , les poumons , l'estomach,
et les intestins ; mon élixir par sa première action va la déplacer, l'éloigner
de ce centre, et l'éliminer ainsi de ses derniers retranchemens , ces faits sont prou-
vés par les attestasions rapportées dans
ce volume.

Cet article répond à l'objectiou bizare
que quelques personnes pourroit faire,

puisqu'elle m'a été faite par une dame. La tête, m'a-t-elle dit, est une extrémité du corps, votre remède poussant du centre à la circonférence, il pourroit donc y porter l'humeur ? Je lui ai répondu : quoique la tête paroisse une extrémité, elle est une des trois parties essentielles. Les médecins divisent le corps en trois *ventres*, régions, ou capacités ; le premier est la tête, le second la poitrine et le troisième celui où sont les intestins, et c'est celui qu'on appelle communément le *ventre*. La tête a donc une capacité, elle est ainsi que les deux autres ventres un système d'organes, au centre desquels mon remède peut agir comme au centre des autres, pour en déplacer l'humeur morbifique et la porter aux extrémités les plus éloignées non-seulement de cet organe, mais de tout le corps.

Ce spécifique a l'avantage d'être tout-à-la-fois diaphoritique, tonique, stimulant, apéritif résolutif, astringent, hors les cas de surabondance d'humeur où il procure quelque liberté du ventre, par la force, la vigueur, le ressort qu'il donne aux intestins pour opérer leurs fonctions. Toujours il lève les embarras visqueux des glandes et les obstructions des viscères ; il

brise, divise, broye les humeurs ; il sus-
cite et ranime l'action organique des
vaisseaux, ce qui en accroit l'énergie. Il
rétablit les évacuations, les excrétions et
les sécrétions dans leur parfaite intégrité ;
par conséquent il doit porter et porte en
effet son action sur la peau en débouchant
ses pores, qui sont plus ou moins engorgés, obstrués par l'humeur goutteuse.
Alors la transpiration reprend son cours
naturel. J'ai eu plusieurs fois la complaisance, pour la satisfaction de mes malades incrédules sur ce fait certain, de
leur en donner une preuve évidente sur
eux-mêmes. Après les avoir mis à l'usage
de mon élixir, ayant auparavant apprécié avec exactitude à quoi se montoit
leur transpiration en les pesant avant et
après, de la manière que Sanctorius le pra-
tiquoit, ils ont vu, en moins de dix à
douze jours, de l'usage de mon remède,
la transpiration augmenter sensiblement,
et ont recouvré en peu de tems leurs
forces et leur santé. Mais quand ils n'au-
roient point pris ces précautions, ils s'en
seroient apperçus par la légèreté et l'aisance qu'ils éprouvoient, se sentant dans
l'état délicieux où l'on se trouve après un
bain salutaire.

Tous

Tous les physiciens ont reconnu que la nature agit uniformément dans la végétation des plantes et la nutrition des animaux. Voyez, disent-ils, un jardinier. Il est attentif à ce que la séve circule également dans toutes les parties de l'arbre ; car toutes les maladies de la plante, viennent de l'épaississement de ce fluide merveilleux : ainsi tous les maux qui affligent la nature humaine, n'ont d'autre cause que la coagulation du sang et des humeurs. R ndez à ces fluides leur liquidité, aussi-tôt la circulation reprendra son cours, et la santé commencera à refleurir. Ce principe posé, il n'est pas question d'un grand nombre de connoissances pour en remplir les vues, puisqu'elles se présentent d'elles-mêmes. Nous regardons comme un remède universel, toutes les plantes odoriférantes et abondantes en sels volatils, comme infiniment propres à dissoudre tout épaississement du sang et de la lymphe. Ces plantes sont le plus précieux don de la nature pour conserver la santé. Leur usage peut s'étendre à toutes les maladies : on en a vu naître presque toutes les guérisons, et singulièrement les cures de la Goutte, du Rhumatisme, de concrétion, de stagnation etc. (Voyez

L

lettre du ci - devant baron de Tubœuf, à la fin de l'ouvrage).

Les sels volatils de mon élixir, portés dans la masse du sang, dans les esprits et les liqueurs, y éteignent, comme absorbans, les mauvais levains de l'acide goutteux, et comme esprits balsamiques, ils les défendent de la corruption d'un ferment impur et vicieux, parce que, quoique ces sels et ces esprits volatils accompagnent la digestion ; ils n'y sont pourtant pas sujets, et s'y conservent avec leur qualité spécifique.

Rien ne prouve mieux ce principe essentiel de physique ; que les sels volatils ne se digèrent jamais, et qu'ils passent jusques dans les dernières digestions du sang, de la lymphe et des esprits, que l'expérience qui se présente tous les jours à notre goût et à notre odorat. Car nous reconnoissons fort bien par nos propres sens, qu'un lièvre a mangé du choux, et qu'une perdrix a mangé du genièvre, qu'une vache a mangé du serpolet et autres aromates, qu'un porc a mangé des huîtres et autres substances marécageuses ; mais nous ne réfléchissons pas sur la raison de la conservation de ces différentes odeurs dans ces sortes d'animaux et dans le lait, qui est, que la partie de ces aromates a passé en nourriture dans le corps de ces bêtes, et que leurs sels, qui sont revêtus de ces odeurs, ont passé par les digestions, sans y être digérés, jusques dans les chairs, le sang et les esprits, et s'y sont conservés en vertu de leur privilége, qui est d'être indigestibles.

Galien ordonnoit les sels volatils dans toutes les maladies, où Hypocrate veut qu'on les employe pour donner de la fluidité à toutes les matières épaisses, qui ont coutume de fixer les fibres du sang et de suspendre leur mouvement. Il applique ce remède dans les pleurésies, où il se trouve un sang extravasé, qu'il faut résoudre et inciser pour le rendre fluide, afin de le pousser au-dehors par la transpiration. I l'ordonne dans les passions céliaques où un acide prédominant cause des coliques et des irritations violentes. Il le donne dans les vertiges où des glaires visqueuses et congelées par un acide impur, vicieux, fourni par la mauvaise disposition de la rate, doivent être rendues fluides, et être précipitées par les voies qui conviennent. Il les conseille dans la néphrétique, où un acide coagulant et pétrifiant, qui a condensé les matières transpirables, les fixe

L 2

et les retient dans l'habitude des chairs. Il veut qu'on les emploie dans les épilepsies, où les fibres du sang sont figées par cet acide, et où les esprits, par conséquent retenus, n'ont plus la liberté de leur mouvement. Il les prescrit dans les migraines et tous les maux de tête ou d'estomach, à cause des glaires et des viscosités qui y fermentent.

Je ne puis m'empêcher de rapporter encore en preuve de la vertu des sels, l'observation suivante. Les Nègres sont sujets à de certaines indispositions, qui leur font perdre en partie leur noirceur naturelle, et cette métamorphose est accompagnée de symptômes hideux. Cependant il leur reste encore quelques traces d'un noir jauni à la naissance des ongles. Leur corps se gonfle, et l'on distingue des taches livides sur leur peau lavée. Leur iris devient brouillé et nébuleux, et tous les objets leur apparoissent ternes, comme ils semblent jaunes aux Européens atteints de l'ictère. Ces noirs ainsi dénaturés, ont, pour l'ordinaire, un dérangement dans les sucs nerveux, qui est plus ou moins mêlé d'hydropisie. Quand ce mal n'est pas invétéré, ils en guérissent souvent, en mangeant des serpens et des couleuvres, dont la chair recèle abondamment du sel alkali qui a la propriété singulière de dissoudre le sang grumelé, et d'atténuer les fluides épaissis; alors leur corps se repeint en noir.

On peut juger, par cet analyse, des vertus spécifiques des sels pour opérer la dissolution de tout coaguleux. Quels heureux effets ne doivent-ils pas procurer dans la Goutte et le Rhumatisme? car ils divisent, fondent l'empâtement de la lymphe et de la synovie, en même-temps qu'ils charient et déposent les parties balsamiques de ce spécifique, à la place des âcretés qu'ils dissipent par les différentes voies excrétoires, et sur-tout par celle d'une transpiration douce, mais très-sensible pendant quelques jours, et ensuite par le rétablissement de la perspiration naturelle, qui est le vrai thermomètre de la santé.

Mon remède a deux parties ; l'une saline et subtile, divise, brise et rompt tout ce qui fait obstacle à son passage, et donnant enfin issue à sa volatilité propre, il la procure aussi à l'humeur qu'il a atténuée, sublimisée, volatilisée : l'autre fixe, ou du moins assez propre à se fixer en pénétrant, répand un baume à la place de l'acrimonie. Que mon Elixir passe avec le chyle dans toutes les secondes voies, c'est

une chose incontestable et prouvée par l'expérience. L'impression de son baume se
rend sensible par la douceur qui tempère
l'acrimonie goutteuse. Souvent dès la
première prise, à plus forte raison à la
suite de plusieurs, les urines s'impreignent
par son effet, d'une odeur de violette, ou
du moins qui approche beaucoup de celle
de cette fleur qui exhale un si doux parfum ; l'impression de son sel se manifeste
par sa communication sur le système nerveux, dont les oscillations deviennent plus
fortes, plus constantes et plus régulières.
Les liqueurs qui séjournoient dans différentes parties, et qui y causoient des obstructions, sont poussées en avant, et re-
prennent la route qui leur a été tracée par
la nature, les sécrétions deviennent plus
libres, et la santé se rétablit parfaitement.
Il est certain que mon Elixir, ayant un
volatil capable, comme je l'ai expérimenté,
de pénétrer le meilleur liége, et de fondre
la cire à cacheter qui couvre un bouchon,
a nécessairement la propriété de se frayer
passage à travers la matière la plus crasse,
la plus épaisse et la plus dure, tant qu'elle
n'a pas atteint un dégré absolu de pétri-
fication, et de même que le feu tend toujours à s'élever en raison de sa légèreté,

le volatil de mon Elexir, cherchant à s'exhaler malgré l'essence balsamique dont il est imbu, il la charie, la promène et la dépose en partie dans les différentes routes et issues où il la transporte ; de-là sa double efficacité à dissoudre tout épaississement, et à adoucir toute âcreté.

Un remède dont les qualités, les propriétés, les vertus sont ainsi désignées, décrites, expliquées, développées, n'est pas un secret qui tienne au charlatanisme. Il seroit possible aux personnes de l'art, sinon de rencontrer précisément les ingrédiens de mon Elixir, (ce qui seroit vouloir former l'*Eneïde* du jet d'un nombre infini des caractères de l'alphabet) au moins des remèdes analogues, qui procureroient peut-être les mêmes effets ; et pour porter la chose au possible absolu, il se pourroit enfin, qu'on rencontrât précisément ma découverte, puisque moi·même j'ai été assez heureux pour y parvenir. En attendant cet inespérable coup de dez, je jouis de mon avantage, qui n'est point le fruit du hazard, mais des études les plus profondes et des recherches les mieux raisonnées. Je vais plus loin, j'ose dire que la réalité de cet invraisemblable événement, me flatteroit, et que j'en avouerois l'iden-

tité, avec la plus grande franchise, comme
j'en ai fait la déclaration la plus sincère à la
commission ci-devant royale de médecine,
pour la mettre, outre mes certificats de guérisons, de motiver par sa propre connoissance, son approbation de mon spécifique;
manifestation que j'ai réitérée avec la même
candeur, à la société ci-devant royale de
médecine. Que d'autres s'applaudissent d'un
secret absolu de leurs remèdes; pour moi
je m'applaudis d'avoir donné une connoissance entière du mien, à ces deux savan-
tes compagnies.

Que des inventeurs ou des possesseurs de
secrets dangéreux ou équivoques, craignent
la promesse que le collége de Pharmacie a
faite dans son assemblée du 25 septembre
1785, de donner tous les ans l'analyse des
remèdes inconnus, je ne crains rien non-seulement pour la découverte du mien, après les
tentatives de l'analyser, faites par quatre
des plus célèbres apothicaires de Paris, dont
deux en ont été chargés de ma part, pour
ma propre assurance et ma propre satisfaction, et les deux autres de la part d'un
goutteux qui, s'étant bien trouvé de l'u-
sage de mon élixir, désiroit par curiosité
d'en connoître les ingrédiens; mais même
je ne crains rien pour la qualité des subs-

tances qui entrent dans sa composition, substances si essentielles que la connoissance de leurs vertus donneroit un nouveau relief à mon spécifique, une nouvelle confiance aux malades et aux médecins, surtout si l'on devinoit encore sa manipulation, si prudemment, si exactement combinée et suivie ; car la plus grande difficulté ne seroit pas de deviner ou de trouver le nombre de ses ingrédiens, qui ne vont pas au-delà de huit, mais de fixer la quantité précise de chaque, leur préparation particulière , le mélange de quelques-uns , avant leur combinaison et leur mixtion générale, enfin, leur digestion et leur manipulation complette. Si neuf chiffres positifs avec un zéro , suffisent à une numération infinie, comment pourroit-on se flatter de rencontrer la composition identique de huit remèdes combinés dans toutes les mesures de leur ensemble un et parfait ? cela seroit si merveilleux, qu'un vrai physicien, même en l'ayant obtenu, ne pourroit croire à ce hazard, tant la nature dans les choses les plus simples, offre de moyens de varier les formes et les combinaisons.

Ce remède exerce sa première action sur les fibres, dont il augmente le ton. L'action organique en est accrue , les sucs s'en

trouvent triturés et élaborés. Par cette qualité tonique, il a les plus heureux effets
dans les gouttes chroniques, et particulièrement dans le relâchement des fibres. C'est
par-là qu'il est un des plus efficaces stomachiques, convenable dans tous les cas
où l'on veut relever le ton de l'estomach,
et rappeller le bon état des premières voies.
Par cette vertu enfin, il sert à former un
sang louable et pur, en expulsant, ou en
rendant aux vaisseaux la force d'expulser
toutes sortes d'âcretés.

Mon Elixir, tel qu'il est de sa nature,
et sans se décomposer, pénètre dans le sang.
Introduit dans ce fluide vital, il y reçoit
le mouvement avec les particules de cet
agent, et lorsqu'il est dardé par leurs con-
tractions, ses molécules, selon leurs différentes formes, soit comme autant de boules, soit comme autant de traits, fortement lancés, heurtent de front les concrétions, les obstructions qui sont comme
autant de bouchons, les brisent, les divisent, les atténuent et les détruisent à la
longue.

Quant à son action dans la peau, où se
trouve souvent échappée l'humeur goutteuse ou rhumatismale, la voici : les particules solides de ce remède introduites

dans les artères, et poussées par leurs con-
tractions, incisent, broyent, écrasent par
leur tranchant et leur dureté, les globules du sang, lesquels pressés entre
les molécules de cet Elixir, comme les
grains que quelques oiseaux avalent entiers,
sont moulus entre les cailloux qui se trouvent dans la cavité de ce puissant muscle,
qu'Aristote appelle le moulin des oiseaux.
Ces mêmes particules solides, portées dans
l'extrémité des vaisseaux capillaires de la
peau, où sont les obstructions, font l'office
de coin de fer, pour diviser, dissoudre et
détruire les concrétions qui font obstacle
au mouvement circulaire.

On ne peut contester que les rameaux
capillaires de tous les vaisseaux, n'aient la
même structure et le même jeu systaltique
que la grande artère, dont ils ne font que
les distributions. Ainsi chaque systole de
ces vaisseaux, poussant les molécules atté-
nuantes du remède contre l'obstruction,
il la brise, la détruit et l'enlève. De plus,
ces particules poussées dans des canaux ré-
trécis, en dilatent le calibre, et les remet-
tent dans leur diamètre naturel, qui laisse
la perspiration dans sa primitive aisance,
et dans une pleine liberté.

Enfin mon remède facilite toutes les sé-

crétions et les excrétions sans les forcer ;
et, c'est en donnant aux différentes humeurs, leur fluidité, qu'il produit tous
ces phénomènes. Possédant supérieurement
toutes les qualités que je viens de décrire,
à proportion que l'humeur goutteuse est
fondue et élaborée par ses effets, il solli-
cite la nature à l'expulser par la voie de la
transpiration, qui est la vraie crise de la
goutte ; il rend sensible cette avolation,
à-peu-près comme peuvent le faire un exercice un peu vif, une marche un peu accé-
lérée et soutenue ; on sent une chaleur qui
vient comme par bouffées, qui exhalent les
éfleuves émanans de la prespiration.

Détaillons encore les effets particuliers
des remèdes qui font la base de mon
Elixir. L'un, comme je l'ai déjà insinué,
adoucit, lubrifie les parties souffrantes ;
l'autre porte son action sur l'humeur goutteuse, la fond, la divise, change la nature de ses principes, et en opère la coction. Les autres aident l'action de celui-ci,
lui prêtent secours en frayant le chemin
pour le libre passage de cet humeur élaborée, qui sort par la voie de la transpiration.

Quand j'ai administré mon spécifique,
voici ce que j'ai observé. Les personnes

ont quelque tems après, une petite élévation du pouls; ce que l'on reconnoît par
des battemens plus réitérés, par le visage,
qui devient plus coloré, ainsi que les lè-
vres; et sur-tout par une légère chaleur
de la peau, à laquelle succède une moiteur
douce, une transpiration salutaire qui se
répand à la fois dans toute l'habitude du
corps. Elle commence ordinairement à
l'heure du sommeil, dure pendant toute
la nuit, et quelquefois continue bien avant
dans la matinée. Pendant et après cette
crise salutaire, les malades se trouvent très
à leur aise; la tête se dégage, l'esprit est
tranquille, la respiration aisée, point de
pesanteur dans aucune partie, les articulations sont souples; enfin les fonctions vitales, animales et naturelles se font librement. Tels sont les effets qui résultent des
propriétés et de l'usage de l'Elixir que j'administre aux malades, pour guérir la Goutte
et les Rhumatismes.

La cause première de ces maux, est d'abord
long-tems à se former, elle fait des progrès insensibles dans les commencemens,
parce que la nature, qui jouit alors de tous
ses droits, s'oppose toujours à sa formation; mais dès que cette cause a pris le

dessus, que la nature a été contrainte de lui céder, il n'est plus possible de détruire ce mal, que par un spécifique efficace, qui, comme le mien, déracine l'humeur goutteuse, rhumatismale, la combatte, l'expulse, en donnant assez de force à la nature pour qu'elle puisse, avec un régime sain, s'opposer à la régénération de l'humeur morbifique,

Non-seulement l'efficacité de mon remède peut guérir tout accès de Goutte et de Rhumatisme, quelque violent qu'il soit, et à cette occasion, extirper radicalement le germe de ces maux ; mais ce spécifique, bien administré, peut encore en prévenir toute attaque et en détruire insensiblement et absolument le principe. Si nous examinons la conduite de la nature dans le temps de l'accès, dans la crise qu'elle opère, nous verrons qu'elle ne cherche que la perspiration. Tout son dessein, tout son travail, ne tendent qu'à briser, par la crispation des fibres qui cause la violence de la douleur, la matière qui produit ces maladies, pour la chasser par la perspiration. Cette transpiration bienfaisante, cette légère moiteur, qui paroît le matin et se dissipe d'elle-même après chaque petit accès, dont l'assemblage compose le grand , adoucit et calme la douleur qui auroit tourmenté le malade , principalement la nuit.

Toutes ces observations montrent évidemment, que la nature, lorsqu'on la laisse agir , dissipe l'humeur par la voie de la perspiration. La manière que je propose pour la rappeller , est donc juste et incontestable. Elle suit la nature pas-à-pas , elle est copiée trait pour trait sur les mouvemens critiques et salutaires de l'économie animale. Il n'est point de praticien qui ne doive convenir qu'une curation qui imite si parfaitement la crise de la nature dans la guérison des maladies , ne soit juste, plausible et suivant les règles de l'art.

Il paroît donc que , si avant l'attaque, dans le temps que la matière est encore confondue dans le sang, je procure cette moiteur légère, cette transpiration invisible , qui, retenue dans ses couloirs, est le principe du mal, je préviendrai infailliblement l'accès, et j'épuiserai par la même évacuation que la nature emploie lorsqu'elle en fait la crise, l'humeur qui l'auroit produite, de quelque caractère qu'on puisse la supposer.

Dans le cas où la transpiration a de la peine à s'établir chez le malade, l'expé-

rience ne m'a rien fourni de plus prompt
pour hâter la dissipation de l'humeur goutteuse et rhumatique, que de faire garder
le lit à toute rigueur, et de boire trois
heures après avoir pris l'Elixir, un grand
verre de tisanne sudorifique , faite d'une
pincée de bois de gayac et de sassafras, in-
fusés dans une pinte d'eau ; on peut en
prendre un second l'après-midi , ou seulement le soir avant le sommeil ; on pourra
même en prendre trois verres dans la journée entière ; c'est-à-dire, un à chacune de
ces différentes heures. Mais s'il y avoit altération ou sécheresse à la peau , on feroit
simplement usage d'eau sucrée ou miel-
lée , ou d'une tisanne de chien-dent avec
la réglisse , ou d'une eau d'orge.

Que l'on se garde bien de purger dans le
paroxisme ; on doit savoir que le propre de
la Goutte est de repousser vers les extrêmités ; or, si on lui bouche les passages
qui y conduisent, ou qu'on l'empêche d'y
aller, en le retenant, ou en faisant évacuer les humeurs , il faut que le corps,
destitué de ces humeurs, succombe , ou
que celles qui constituent la goutte, étant
rappellées des extrêmités, ou retenues avant
qu'elles y aient été, ce qui produit le même
effet , s'attachent aux entrailles pour rem-

placer celles que la purgation en a chassées, et y causent une corruption qui est la perte du malade.

Si-tôt que par les moyens ci-dessus, l'accès de la Goutte commencera à se dissiper, ce qu'on connoît à la diminution de la douleur, à l'affaissement des parties gonflées auparavant ; s'il y a plénitude dans le sujet, il faut évacuer par un purgatif très-doux, qu'on pourra réitérer selon le besoin. Deux onces de manne, deux gros, ou un gros et demi de follicules de séné, et un gros de sel végétal suffisent pour cela, ou bien une once de crême de tartre soluble. L'on ne peut rien de plus naturel et de plus efficace que ces procédés, pour se préserver ou se guérir de la Goutte, du Rhumatisme, ou de la complication de ces maux.

La simplicité de ces moyens, doit inspirer la plus grande confiance aux malades, qui trouvent tant de ressources dans un traitement aussi facile et aussi doux.

Quoique la Goutte soit connue sous une seule dénomination, le traitement et le régime doivent être relatifs à la qualité de l'humeur et à la différence des tempéramens.

Dans la Goutte chaude, chez un tempérament sec et bilieux, je prescris l'élixir avec l'usage des boissons fréquentes; on peut même, avant de le commencer, ou du moins pendant les premiers jours qu'on la prend, boire une tisanne, ou plutôt une infusion légère de plantes qui contiennent un sel savoneux, comme le petithoux, l'ivette, la bardane, le seneka, le gayac, la salsepareille, le frêne, l'arnica, le sureau, la véronique, la squine, le sassafras, le melilot, la camomille, le chardon-béni, etc. etc.

Dans la Goutte froide, j'ordonne mon spécifique seul et sans boissons que celles de nécessité.

Si cependant la transpiration est lente à se manifester, et les urines lentes à charrier, je prescris quelques infusions diaphorétiques ou diuretiques, ou qui réunissent ces deux vertus par combinaison des unes et des autres.

Dans la Goutte compliquée, j'administre mon remède seul, et quand il a opéré les effets relatifs à ses vertus dépuratives, qui s'étendent ou peuvent s'étendre jusqu'à différens dégrés sur plusieurs genres de maux, tels que le scorbut, les humeurs froides, la virus anti-social, etc. S'il ne les a pas absolument dissipés, ou si même il en étoit, contre lesquels il n'eût point agi, après qu'on a cessé son usage, qui a procuré la délivrance des affections arthritiques, ou rhumatismales, on peut recourir aux anti-scorbutiques, aux anti-scrophuleux, aux anti-vénériens, etc. etc. On pourroit cependant entremêler l'usage de l'Elixir avec celui des remèdes directs aux diverses affections que l'on veut détruire ; mais l'incertitude où l'on seroit par cette méthode, de savoir à qui attribuer le succès, me fait préférer la première.

CHAPITE XII.

Vomitifs, purgatifs et lavemens admissibles dans le traitement de la Goutte et du Rhumatisme ; tems opportun de leur administration.

COMME il est nécessaire de vuider les premières et les secondes voies de toutes saburre et de tous mauvais levains, pour empêcher la régénération de l'humeur morbifique, je vais indiquer plusieurs ordonnances de purgatifs et de lavemens, afin de mettre les personnes à portée de choisir ceux quelles, croiront les plus analogues à leur tempérament, à leur âge, à leur état actuel et aux circonstances où elles se trouvent.

Pour faire éviter toute imprudence à l'égard des purgatifs, et même des vomitifs très-rarement employés dans la Goutte, je ferai remarquer que les uns et les autres suppriment la transpiration pendant l'action du remède ; que par conséquent on ne doit pas trop les réitérer ; qu'on doit encore choisir les momens où ils peuvent nuire le moins à cette évacuation ; mais je ne dois pas non plus omettre d'observer qu'ils peuvent aussi la rétablir, parce que retranchant, 1°. la saburre et la corruption qui passent dans le sang, avec les alimens, on le garantit des coagulations et épaississemens que ces matières y pourroient causer : 2°. parce que les efforts du vomissement qui cause une espèce d'ébranlement dans les nerfs, et même dans la peau, sont capables de détruire les concrétions récentes qui sont dans les canaux de la perspiration.

Malgré ces bons effets, on doit être plus réservé à l'égard des vomitifs, qu'à l'égard des purgatifs. Les premiers ne peuvent guères s'ordonner qu'à l'approche ou au commencement de l'accès, encore ne doit-on les administrer qu'à des tempéramens vigoureux et robustes, chez lesquels la nature a assez de force pour repousser l'humeur aux parties extrêmes. Mais chez les personnes foibles, on n'en doit pas faire usage, parce qu'on a lieu de craindre le reversement, le reflux et le dépôt de l'humeur de l'estomach, ce qu'on n'a pas à redouter à l'égard des forts tempéramens, parce que évacuation des parties les plus grossières de la matière peccanté, facilite les plus déliées à se porter du centre du corps à sa circonférence.

En attendant le moment opportun de la purgation on pourra tenir le ventre libre, par le moyen de lavemens et de doux laxatifs : tels sont,

> *des infusions légères de séné et de manne,*
> *de petites doses d'électuaire lénitif,*
> *la marmelade de tronchin,*
> *la créme de tartre,*
> *les tamarins,*
> *les pruneaux bouillis,*

PAR EXEMPLE.

Faites bouillir pendant un instant,

> *une once de pulpe de tamarins,*
> *quatre onces d'eau,*
> *et une demie dragme de nître,*
> Ajoutez-y *deux onces de manne,*
> *et coulez.*

AUTRE.

> *créme de tartre,*

L'once partagée en huit prises égales, qu'on prendra en huit jours.

AUTRE.

On prend le matin et le soir une cuillerée à bouche de l'électuaire, dit, *marmelade de tronchin.*

AUTRE.

Une cuiller à café d'électuaire lénitif, deux ou trois fois par jour.

AUTRE.

Quantité légère d'alimens rafraîchissans, composés sur-tout de substances végétales, comme,

> *de pruneaux,*
> *de figues,*
> *de pommes,*
> *de groseilles cuites dans du lait,*

ou la simple décoction des uns ou des autres de ces fruits, avec le miel qu'on mettra au dernier bouillon, et que l'on écumera à trois reprises.

AUTRE.

Demi-once de tartre soluble dans de l'eau de gruau.

A U T R E.

Infusion d'un gros de séné, et de deux
onces de manne, en deux grands verres,
à un quart-d'heure l'un de l'autre.

A U T R E.

Poudre laxative.

Prenez *de rhubarbe* , *dix grains* ;
        de magnésie blanche , *soixante*
        grains.

Broyez et mêlez le tout ensemble , di-
visez en trois prises, une chaque jour. ,

Cette poudre sera mêlée , ou dans les
alimens, ou dans un peu de sirop de ro-
ses-pâles.

A U T R E.

Sirop de rhubarbe, trois onces, à jeûn,
trois jours de suite.   .

A U T R E.

De tamarins, trois onces.

Versez dessus une chopine d'eau bouil-
ante, faites cuire une ou deux minutes,
                              passez

passez par un linge ; le malade prendra cette décoction pendant quatre jours, le matin, en trois verres, de quart-d'heure en quart-d'heure.

A U T R E.

Prenez *manne, deux onces,* ou *deux onces et demie,*

Faites la fondre dans une infusion de petit chêne ou d'ivette, et après l'avoir passée, vous y ajoutez,

de sirop de pomme, composé, une once.

Répétez ce laxatif trois ou quatre fois, en laissant un ou deux jours entre chaque prise.

Si la goutte est froide, on peut joindre aux deux ingrédiens ci-dessus, de séné deux gros, ou quelques sels doux, comme celui de seignette, et à la même dose ; ces différens minoratifs détruiront la dépravation des sucs digestifs, et accélereront la convalescence.

On ne doit point purger dans la Goutte ni dans le Rhumatisme, à moins que la violence de l'accès ne soit bien tombée, et qu'il n'y ait plus de douleur; auquel cas on peut faire usage , selon le tempérament , des unes ou des autres médecines suivantes :

Prenez *de salse-pareille,*
de squine,
de racine d'iris de Florence ;
de chacune une once,
de follicules de séné , une demi-once,
de sel de Glauber , trois gros ,

faites bouillir le tout dans trois chopines d'eau pour réduire à pinte ; ajoutez-y ,

deux gros d'anis,
deux onces de manne ;

laissez infuser le tout pendant une demi-heure sur les cendres chaudes, passez la liqueur.

On en donnera deux verres le matin , à une heure et demie de distance l'un de l'autre, pendant trois jours, en mettant un jour d'intervalle, et ce jour-là le malade prendra l'élixir.

Autre.

Prenez *de la gomme-gutte, demi-gros,*
de la poudre de jalap,
de diagrède, de chaque un
scrupule,
de l'arcanum duplicatum, trois
gros,
de sel de quinquina, deux
gros.

mêlez le tout après l'avoir mis en poudre,
avec suffisante quantité de savon de Ve-
nise, préparé avec la gomme adragante
dissoute dans de l'eau, pour faire des pilules de six grains chaque. Le malade prendra depuis quatre jusqu'à huit grains par
jour, selon ses forces, pendant huit jours
de suite, entre lesquels il laissera une intervalle de deux jours, où il prendra
l'élixir.

AUTRE.

Pour les personnes d'un tempérament délicat.

Prenez de Tamarins, une once,
    de follicules de séné, trois gros,
        d'Agaric, un gros ;
        de sel de Glauber, deux gros ;
        des feuilles de bourrache,
        de buglose,
        de chicorée sauvage, de chaque
une poignée.

Faites bouillir le tout dans trois demi-setiers d'eau , pour réduire à chopine, passez la liqueur.

Ajoutez de manne, deux onces,
        d'eau de fleur d'orange ; une demi-once,
        et le suc d'un limon exprimé.

On repassera le tout une seconde fois , à travers un linge fin, ou plutôt on se servira pour cet effet, de la chausse. Le malade prendra le matin à jeun , deux verres de cette liqueur , à deux heures de distance l'un de l'autre, la dose est pour deux jours, en mettant un jour d'intervalle, ne prenant l'élixir que deux jours après.

Cette purgation convient à toutes les personnes délicates et sensibles.

Autre.

Prenez *manne choisie, deux onces,*
catholicum double, quatre gros,
sel de glauber, un gros.

S'il y avoit châleur ou irritation dans les entrailles, et qu'il y eût indication évidente de purgation, on pourroit purger avec une once de sel de seignette, dissout dans une décoction de fleur de mauves.

Autre.

Qui pourra purger sans dégoût.

Prenez *de séné mondé, deux gros,*
la moitié d'un citron coupé par
tranches,
de réglisse, un gros et demi,
de roses rouges, une pincée,

Faites infuser le tout à froid pendant une nuit, dans un grand verre d'eau, passez la liqueur le lendemain, et prenez-la

à jeun. Si on craignoit qu'elle ne purgeât
pas suffisamment, on pourroit y ajouter un
gros ou deux de sel végétal.

AUTRE

Pour un tempérament fort.

Prenez *du séné, deux gros,*
          du sel de Glauber, trois gros.

Faites infuser le tout sur les cendres chaudes, pendant deux heures, dans un grand
verre d'eau bouillante, passez la liqueur
par un linge.

Ajoutez *de tablettes de citron, une*
          once,
pour une dose, à prendre tiède le matin à
jeun.

Cette potion évacue puissamment les
humeurs bilieuses et les glaires contenues
dans l'estomach, elle ne convient qu'aux
sujets robustes ou difficiles à émouvoir,
et dans lesquels on soupçonne une grande
abondance de matière à évacuer.

P U R A T I F   O R D I N A I R E.

Prenez *follicules de séné   deux gros ,*
manne choisie , deux onces ,
sel de Glauber , deux gros ,
dans une décoction de chicorée.

La crême de tartre , sur-tout soluble ,
telle quelle se vend chez M. Quinquet ,
apothicaire , rue du marché aux Poirées,
ou chez d'autres apothicaires qui connoissent son procédé , pour la rendre soluble
sans y employer le borax , est si généralement reconnue favorable aux Goutteux ,
que je crois devoir l'indiquer ici , soit comme
un doux laxatif , soit comme un exellent
purgatif. Elle s'employe dans telle proportion que l'on desire , par la facilité qu'elle
prête , d'en pouvoir dissoudre une once
dans quatre onces d'eau ; en ne portant
la dose de crême que de trois à quatre
gros par pinte , elle fait cesser la consti-
pation , à la dose d'une once ou d'une
once et demie pour les tempéramens
forts , dissoute dans un demi-setier , cho_
pine ou pinte d'eau , et prise en plusieurs
verres , à une demi heure de distance l'un
de l'autre ; mais on doit s'en abstenir lors-

que l'estomach est chargé de crudités acides, dans ce cas, on fait usage de magnésie
seidlitienne, ou de pastilles de cette magnésie,
à une dose analogue au tempérament.

Pour ce qui est de la manière d'employer
la crême de tartre soluble, il faut avoir
la précaution de la faire bouillir dans un
vaisseau de terre neuf, de verre, de por-
celaine ou d'argent, très-propre.

AVIS.

On doit la surveille, ou au moins la
veille d'une purgation, s'y préparer, en
prenant quelques tisannes ou quelques boissons légères, tempérantes, ou quelques
bouillons raffraîchissans, et le jour qu'on
se purgera, on en boira quatre ou cinq
verres pour détremper la médecine quelle
qu'elle soit ; car sans cela elle pourroit oc-
casionner des douleurs vives, des tranchées,
et mal opérer. On donne communément le
premier verre de tisanne ou la première
tisanne, trois quarts-d'heure ou une heure
après que l'on a pris la médecine ; après
quoi, de demi-heure en demi-heure, on
boit une tasse ou de thé ou de tisanne de
chien-dent et de réglisse, ou une infusion
de feuille de bouillon blanc et de guimauve,

ou de la même boisson qu'on auroit pris la veille, soit tisanne ou bouillon.

Il faut faire attention de ne point prendre de nourriture à moins qu'il n'y ait une heure et demie ou deux heures que la médecine ait fini son effet, et de suivre toutes les précautions que nous avons indiquées ci-dessus.

Je n'astreins, ni ne puis astreindre à aucun purgatif de préférence à un autre, je conseille même aux personnes qui en ont éprouvé de favorables à leur constitution, de s'y tenir et de n'en pas changer; mais seulement d'avoir égard à leur état de force ou de foiblesse actuelle, et aux ménagemens qu'exigent la Goutte et le Rhumatisme dans la nécessité même reconnue de la purgation.

Après avoir parlé des vomitifs et des purgatifs, je ne puis me dispenser de faire sentir l'utilité et même en beaucoup de cas, la nécessité des lavemens; les plus simples, tels que ceux d'eau tiède, peuvent faire un grand bien, en tenant lieu de fomentation aux intestins; ils peuvent procurer un sensible soulagement dans les inflammations de la vessie du bas-ventre, etc. Combien plus d'avantage ne peut-on pas

tirer des composés d'une manière convenable aux circonstances ? rarement sont-ils
capables de faire du mal, et très-souvent
ils peuvent procurer les secours les plus
utiles.

Suivant l'état des malades on compose les
lavemens avec différens remèdes.

Les indications à cet égard se réduisent
à quatre objets principaux. Ou il faut ra-
mollir les excrémens endurcis, ou il faut tempérer les récrémens de mauvaise qualité,
âcres, acides, salés ; ou il faut évacuer les
matières contenues dans les gros intestins ;
ou il faut fortifier les fibres des intestins
attaqués de langueur, et leur mouvement
péristaltique affoibli ; ou enfin il faut cal-
mer les spasmes des membranes intestinales,
et relâcher les fibres trop tendues ; nous
allons prescrire ce qui convient dans ces
différentes circonstances.

10. Quand on a intention d'humecter les
excrémens endurcis et desséchés, ou d'é-
mousser les sucs, âcres, salés, corrosifs,
acides, bilieux, qui se sont arrêtés dans
les intestins, on prépare des lavemens
très-efficaces avec les émolliens et les adou-
cissans, comme sont le lait des animaux,
la décoction de rapure de corne de cerf,
de pied de mouton ou de veau, la décoc-

tion d'avoine, les bouillons gras, de viande, les graisses des animaux, le beurre frais sans sel, la décoction de figues, la manne, le miel, le sucre, la décoction de racine de guimauve, de lys blancs, de graine de lin, de fenu-grec, de fleur de camomille, de bouillon blanc, de mélitot.

2°. Lorsqu'en même tems qu'on veut évacuer les excrémens grossiers, on a dessein de faire sortir les humeurs qui séjournent dans les intestins, il n'y a rien de plus efficace que d'ajouter quelques sels à la décoction, tels sont, le sel commun, le sel gemme, celui d'epsom, de sedlitz, le sel digestif de sylvius, ou le sel ammoniac. En effet, une demi-once de quelque sel, dissoute dans un lavement, évacue plus efficacemant que quelques onces d'électuaires composés de laxatifs ou de purgatifs.

3°. Comme la vertu des lavemens fortifians ne se borne pas à donner du ressort aux seuls intestins, mais que leur effet s'étend à d'autres parties attaquées d'atonie, on les compose de diverses manières.

Quand on veut fortifier les membranes des intestins devenues flasques, on employe les remèdes carminatifs qui dissipent les vents, tels sont principalement les quatre graines carminatives et les huiles qui en sont préparées, les baies de laurier et de génièvre. Dans les maux de tête, dans la Goutte apoplectique, paralytique, dans les affections soporeuses, la foiblesse de l'ouie, de la vue, on y ajoute utilement les feuilles de marjolaine, de romarin, de rue, de sariette, de thym, de sauge, les fleurs de lavande et celle de nard, indique.

Dans la Goutte, le Rhumatisme et généralement dans les maladies chroniques produites par l'impureté des liqueurs, la mauvaise disposition des viscères, leur engorgement, les stagnations des humeurs, et sur-tout la cachexie, le scorbut, la maladie hypocondriaque, la suppression du flux hémorroïdal ou menstruel, l'expérience démontre la vertu des lavemens auxquels on mêle des amers et des balsamiques, comme sont le trefle d'eau, les sommités de petite centaurée, le chardon béni, la racine de gentiane, la scolopendre, la rhubarbe, sa teinture, l'Elixir de propriété, l'essence de suie alcaline, l'esprit de corne de cerf et les pillules balsamiques.

4°. Quant aux lavemens sédatifs ou calmans, dont l'effet est d'appaiser les douleurs, et de rabattre les mouvemens spas-

modiques, on les compose d'huiles pures,
de graisses d'animaux, et de beurre frais
sans sel, dont l'effet est merveilleux lorsque les membranes du colon sont attaquées
d'un spasme violent qui resserre sa cavité,
empêche la sortie des vents, et cause des
tranchées cruelles : comme il arrive dans
la colique convulsive, spasmodique, sur-tout
hémorroïdale et celle que produit, en s'at-
tachant à ces membranes, une matière
âcre, caustique qui y est repercutée de
la surface du corps. Il n'y a personne parmi
les anciens, qui fasse plus d'éloge de ces
lavemens, qu'Aétius, qui veut qu'on en
donne un, composé de beurre frais, de
graisse d'oie, de poulle, de moelle de cerf,
de graisse d'ours, de cumin, de feuille de
rue, de nard celtique, de castoreum et
d'huile de rue ; faites usage, dit-il, de ce
remède dans les grandes douleurs, ayant
l'attention d'évacuer auparavant, par un
autre lavement, et une heure après, on
injecte une mesure de ce lavement anti-
spasmodique tiède, que le malade gardera
quelque tems, en se tenant en repos ; l'effet en sera admirable.

Outre les compositions générales que je
viens de donner des lavemens, j'en vais
offrir quelques particuliers. Voici la décoc-

tion que le dispensaire de Londres ordonne
pour les lavemens ordinaires.

Prenez, *de feuilles de mauve,*
de violettes,
de pariétaire,
de poirée,
de mercurielle,

de chaque une poignée

fleurs de camomille, deux pincées.

*semence de fenouille doux,
demi-once.*

de graine de lin, deux dragmes.

Faites bouillir le tout dans une quantité
d'eau suffisante, pour en tirer une pinte.

Lavement simple.

Prenez de l'eau commune tiède, ou de
la décoction de son, ou de celle de lin,
une livre, pour un lavement.

On le donne au commencement des maladies, pour faciliter l'évacuation des gros
excrémens, et ensuite pour tempérer et
rafraîchir dans le cours de la maladie.

Lavement émollient.

Faites bouillir d'herbes émollientes, telles

que feuilles de mauve, de guimauve, de bette, de violier, de mercuriale, de séneçon, ect., de chaque une poignée. Servezvous de cette décoction seule, ou si vous voulez, ajoutez à la décoction nécessaire pour un lavement, trois onces d'huile d'olive.

On a recours aux lavemens émolliens dans l'enflammation et les douleurs d'entrailles.

Lavement émollient et purgatif.

Prenez une suffisante quantité de décoction émolliente, telle que celle ci-dessus ou autre, délayez-y du miel mercuriel ou de nénuphar, ou de violettes, environ quatre onces : une once de lénitif ou environ, deux onces de pulpe de casse, ou de la casse en bâtons concassée, avec les pepins, jusqu'à huit onces ; faites un lavement.

On employe ce lavement pour exciter un ventre trop paresseux, ou pour aider l'action d'un purgatif trop lent, ou pour préparer à de plus grandes évacuations, en vuidant les gros intestins des grosses matières qui y croupissent

Lavement purgatif.

Prenez une demi-once de séné, faites bouillir dans suffisante quantité de décoction émolliente, dissoluez-y ensuite, après avoir passé la liqueur, une once de diaphœnicum.

Il est d'usage, dans le cas où il y a relâchement, atonie ; où il faut irriter ; et où il n'y a point, par conséquent d'inflammation ; il évacue puissamment les humeurs bilieuses et glaireuses.

Lavement émollient et laxatif.

Prenez suffisante décoction émolliente ; faites-y dissoudre une once de lénitif, et trois gros de sel d'epsom.

Lavement anodin.

Prenez du son et des feuilles de bouillon blanc, de chaque une poignée, de graine de lin, une pincée, faites bouillir le tout dans une suffisante quantité d'eau, pour ee faire un lavement ; ajoutez à la colature, c'est-à-dire, à la décoction, une once de beaume tranquille, ou deux gros de *philonium* romain.

Lavement anti dyssenterique.

Mettez dans le lavement précédent, au lieu du beaume ou du *philonium*, une once de sirop diacode, et demi-gros d'ipécacuana en poudre ; vous aurez le lavement anti-dissenterique.

Les quatre derniers lavemens dont je viens de donner la recette, conviennent dans les coliques néphrétiques, les coliques histériques et les coliques intestinales, après avoir fait précéder les remèdes généraux, et avoir évacué les humeurs âcres, contenues dans les gros intestins. On le donne aussi avec succès, après les mêmes précautions, dans les dyssenteries et les cours de ventre invétérés.

Lavement carminatif.

Prenez fleurs de camomille et de melilot, de chaque une demie poignée, semencé d'anis et de fenouil, de chaque un gros ; faites bouillir le tout, et mêlez dans la quantité nécessaire pour le lavement, une once d'huile d'aneth.

On prescrit ce lavement principalement dans les coliques venteuses ; il calme les douleurs, et fait rendre les vents.

Faites une décoction avec les racines d'aristoloche ronde, les feuilles de rue, de matricaire, d'arinoise, d'absynthe, de marrube et de sabine.

Prenez une chopine de cette décoction ; ajoutez-un scrupule de trochisques de camphre, un demi-gros d'assa fœtida, ou deux scrupules de castor ; délayez-y une once de miel mercurial, ou environ une once de bénédicte laxative, ou d'hiéra-picrude galien, selon le besoin.

Ce lavement fait très-bien dans les affections vaporeuses et convulsives des femmes, dans la suppression des règles, ou dans leur retardement.

Lavement anthelmentique, ou contre les vers.

Prenez de racine de fougère mâle, feuilles et fleurs d'absynthe, de tanaisie et de marube, faites les bouillir un instant.

Prenez ce qu'il convient de cette décoction, mêlez-y deux onces d'huile d'amandes amères, ou une once de celle de mille partni ; ajoutez, selon les cas, des espèces d hiérapiera , depuis demi-scrupule , jusqu'à un scrupule.

Ce lavement tue les vers qui sont dans le bas des gros instestins, et en procure l'évacuation avec celle des matières glaireuses qui les accompagnent.

Lavement de lait, anthelmentique.

Prenez ce qu'il faut de lait de vache , ajoutez-y deux jaunes d'œufs , deux onces de sucre, et un gros de thériaque.

On se sert de ce lavement, ou simplement pour adoucir les douleurs de colique, ou pour attirer dans les gros intestins, les vers qui sont dans les premières voies, à raison du sucre et du lait dont les animaux sont arcides, tandis qu'en même tems en donne par la bouche un médicament purgatif, qui les évacue fortement.

Lavement fébrifuge.

Prenez une ou deux têtes de pavot blanc, du quinquina concassé, depuis une demi-once jusqu'à une once : faites bouillir dans trois demi setiers réduits à une chopine ,

ensuite passez la liqueur en pressant fortement, pour un lavement.

On a souvent guéri, par le moyen de
ces lavemens , des fièvres intermittentes
très-obtinées , lorsqu'il y a une difficulté
ou une répugnance très-forte, pour l'u-
sage du quinquina , soit en bol , soit en
boisson.

Lavement drastique dans l'apoplexie et la paralysie.

Faites bouillir une once d'euphorbe et
autant de coloquinte, dans deux livres d'eau
commune , ajoutez deux onces de vin-éme-
tique trouble, pour un lavement.

On trouvera peut-être que j'ai passé les
bornes de mon traité de la Goutte et du
Rhumatisme, en donnant tant de recettes
de purgatifs, de lavemens, et d'autres médi-
camens ; mais si on veut réfléchir que ces
deux affections se métamorphosent dans
toutes les autres, ou peuvent au moins y
jouer bien des rôles ; on reconnoîtra l'utilité
et même la necessité de mes ordonnances.
J'observerai seulement, comme je l'ai fait
à l'égard des purgatifs , que, tout utiles que
soient les lavemens , il faut , ainsi que tous
les autres remèdes , les employer à propos,

n'en point abuser, et les prendre avec les précautions requises. Il faut donc n'en point faire un usage habituel, ni trop fréquent. Il faut avoir attention de ne les pas donner dans le tems que les humeurs sont encore crues, que le corps est affoibli par un long dérangement de santé, lorsqu'on a tous les jours le ventre assez libre, lorsque les excrémens ne sont pas liés, enfin, dans la force des accès, mais à la fin; car, ce qu'on injecte dans le fort du paroxisme, est retenu dans le ventre et se porte à la tête, ce qui rend le danger beaucoup plus considérable.

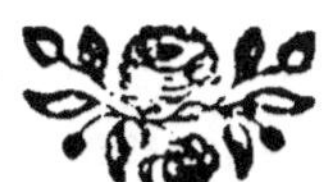

CHAPITRE XIII.

De la convalescence et du régime.

Lorsque l'on est sorti des angoisses et des douleurs, tous les principes du mal ne sont point annéantis pour cela, il en reste encore des germes funestes dans la dépravation des sucs digestifs, provenant du relachement et de la foiblesse des viscères. Pour parer à cette dépravation, le malade prendra la potion suivante :

Prenez deux onces et demie de manne, faites les fondre dans un verre d'infusion de petit chêne ou d'ivette, et après l'avoir passée, vous y ajouterez une once de syrop de pomme, composé. On répétera ce laxatif trois ou quatre fois à intervalle d'un ou deux jours.

On peut y ajouter, si la goutte tient du froid, les follicules de séné, à la dose de deux gros, et quelques sels doux, comme celui de seignette, à la même dose.

Pour accélérer la convalescence, il faut surtout tendre au rétablissement des différentes sécrétions qui ont pu souffrir quelque altératiou ou diminution qui se rétablissent lentement, lorsqu'on en laisse tout le soin à la nature ; la principale et celle qui mérite le plus d'attention, c'est la transpiration, parce qu'elle est la plus abondante, et que souvent c'est celle qui, dans la moindre indisposition, est la plus susceptible d'attération. On la rétablit par les délayans, un peu cordiaux, et par les diaphorétiques, comme la squine, le sassafras, dont on fait bouillir trois ou quatre gros dans deux livres d'eau. On en fait prendre un grand verre le matin dans le lit, deux autres à une demi-heure de distance chaque, ou un seulement au bout d'une heure. On peut aux repas, mêler avec le vin, cette décoction, au lieu et place d'eau commune. On donne un autre verre six heures après le dîner ; par ces moyens, et autres propres à détruire tous maux des levains dans les humeurs, on parvient enfin à la convalescence. Cet état est celui ou la maladie cessant, l'on n'est pas encore en santé, puisqu'on ne peut exercer ses fonctions avec la force et la vigueur qu'on y apportoit lorsqu'on jouissoit de la santé.

Selon Hypocrate, le malade entre en

convalescence lorsqu'il n'éprouve plus aucune douleur, lorsqu'il respire avec facilité, qu'il dort paisiblement les nuits, que
les sécrétions et les excrétions commencent
à se faire avec régularité, que les signes
caractéristiques de 'a maladie ont disparu,
que les symptômes ont cédé aux secours,
soit de la nature, soit de l'art, que l'ordre et l'équilibre paroissent peu-à-peu s'établir entre les fluides et les solides; mais
il faut pour cela que la cause de la maladie n'existe plus, et par conséquent que
la matière morbifique ait été évacuée ou
dissipée. La convalescence ne peut donc
être que l'état qui suit immédiatement la
crise, et où commence le régime. Nous
allons entrer dans le détail de ces règles.

Les convalesceus ne doivent manger que
très peu à la fois, et après la digestion
bien faite; ne prendre qu'une espèce d'a-
liment dans un repas, en changer raremeut;
mâcher beaucoup les solides, diminuer la
quantité de boisson dont ils usent; la
meilleure est l'eau avec un tiers de vin
vieux; se promener à pied, en voiture
sur-tout avant le dîner. De tous les exercices, l'équitation leur est le plus salutaire;
qu'ils mangent peu le soir, pour avoir
le sommeil plus tranquille, et s'ils sont

resserrés

resserrés, qu'ils prennent un ou deux lavemens par jour, mais sans en contracter
l'habitude.

L'on auroit bientôt détruit l'erreur de
l'incurabilité de la Goutte, si les personnes sujettes à ses attaques, gardoient après
la délivrance de l'accès, un régime salutaire. Je suis physiquement sûr, que le
plus grand nombre éviteroit la récidive.
En effet, pendant les douleurs, la nature ou les remèdes, ou leurs efforts
réunis, ont presque toujours suffisamment exalté, brisé, atténué, sublimisé
l'humeur pour en procurer l'évacuation
totale, et par conséquent pour en détruire
entièrement la cause. Les Goutteux de
bonnefoi conviendront qu'ils ne sont pas
sans reproche sur les récidives, ni sur leur
fréquence. Il n'y auroit donc que peu de
cas où la maladie, supérieure aux efforts
de la nature et de l'art, laisseroit quelque résidu des principes du mal. Or, dans
la supposition d'un régime sage, n'ajoutant
rien, ni à l'intensité, ni à la quantité de l'humeur, il est probable que, dans un second
accès les remèdes et la nature pourroient
avoir assez de force pour expulser le reste
de la matière goutteuse. Ainsi, quiconque se conduiroit bien, pourroit avec le

secours de la Médecine, peut-être même
sans elle, éviter les atteintes de la Goutte.
Cette seule réflexion doit faire connoître
l'importance et la nécessité d'un bon régime, à tout homme amateur de la santé,
le plus grand bien de la vie et le moins
apprécié. Nous mettrons donc au premier
rang des précautions qu'il faut prendre,
la tempérance, vertu seule capable,
non-seulement de nous soustraire à cette
cruelle maladie, mais même de nous en
préserver.

Pétrarque a raison de dire, si vous voulez être délivré de la Goutte, soyez pauvre, ou vivez comme si vous l'étiez ;
c'est-à-dire, vivez sobrement. Un fait rapporté par Schenckius, prouve ce qu'avance
ce Poëte : François Pechius, âgé de cinquante ans, goutteux, accablé des accès
et des tourmens de ce mal, monta sur une
mule, et partit pour exécuter les ordres que
lui avoit donnés le grand Duc: un Marquis le
saisit et l'emprisonna près de Verceil. Sa
femme et ses enfans le croyoient mort. Il y
avoit vingt ans qu'il étoit en prison, lorsque
les François firent une irruption en Italie
l'an 1556, prirent la citadelle où il étoit
détenu prisonnier, le trouvèrent en par-

faite santé, et le délivrèrent. Ce fut un spectacle curieux pour les habitans de Verceil, de le voir marcher sans bâton, l'épée au côté, comme un autre Lazare sorti du tombeau, conservé par la grace de Dieu. Il fut redevable de la guérison de sa Goutte au peu d'alimens que son Geolier lui donnoit, pour l'empêcher de mourir de faim : ainsi cet Officier trouva dans la disette, le curatif du mal qu'il avoit contracté au sein de l'abondance. A quelque chose malheur est bon ; et réellemént c'est un fait qui se vérifie tous les jours : que le passage de la sobriété à la bonne chère est aussi funeste, que celui de la bonne chere à la frugalité, est salutaire.

Un trait rapporté par l'illustre Francklin, en fournira la preuve. Ce Philosophe m'a dit avoir vu à Londres, chez M. Pringle, un Meûnier du Comté d'Essex, dont l'histoire avoit excité leur curiosité, et auquel ils firent subir une sorte d'examen, dont voici le résultat :

Cet homme avoit été très-grand mangeur, sur-tout de grosses viandes, telles que le bœuf et le porc. Vers l'âge de cinquante ans il étoit devenu extrêmement gros, lâche au travail, marchant difficilement, presque continuellement enrhumé, ne pouvant supporter an-

cune fatigue, et dans un état habituel de
foiblesse et d'infirmité.

Une traduction angloise de l'Ouvrage de
Cornaro, modèle insigne de tempérance et
de sobriété, vertus dont il fait un si bel
éloge, lui tomba entre les mains; il fut si
frappé de cette lecture, qu'il se détermina
sur-le-champ à suivre cet exemple d'aussi
près qu'il pourroit. Il régla sa nourriture
à une livre de farine délayée avec du lait
et quelques jaunes d'œufs, dont il se faisoit
faire un pudding; il ne but que de l'eau.
Après quelques mois de ce genre de vie,
il diminua considérablement d'embonpoint,
se trouva en état de suivre ses travaux et
de faire d'assez grandes courses à pied, et
vit disparoître ses infirmités, entre autres
les rhumes auxquels il étoit sujet. Alors il
voulut pousser sa sobriété plus loin encore;
il fit retrancher les œufs du pudding, et
quelque tems après, le lait même. Sa nourriture ne fut plus que cette bouillie que
lui donnoit sa livre de farine cuite à l'eau,
seulement avec un peu de sel. Il y avoit
déjà plusieurs années qu'il vivoit ainsi,
après avoir passé, sans intervalle, d'une
nourriture abondante à cette extrême sobriété. Il étoit sain, vigoureux et avoit
les couleurs de la santé. Je dois ajouter

qu'ayant oublié par hazard, de boire dans un de ses repas, et se trouvant plus actif et plus fort dans l'après-diné, il s'étoit aussi retranché le boire. Je ne le donne pas comme imitable ; malgré son succès on pourroit en être dupe.

Si l'intempérance fait languir et détruit plus d'hommes que tous les autres fléaux de la nature humaine réunis, la tempérance au contraire, ce véritable beaume réparateur et conservateur, contribue à former des hommes sains et vigoureux, des ames fortes et pures comme leur sang. Cette vertu est proprement la déesse tutélaire de la santé ; elle est un remède universel. Elle rend la tête libre, elle purifie le sang, elle fortifie les nerfs, elle éclaircit les yeux, elle conforte le cœur. En un mot, elle fait que les alimens se digèrent bien. Elle empêche, par-là, ces vents et ces fumées qui causent la colique et les maux de rate. Elle empêche qu'il ne se forme dans le corps de ces crudités et de ces âcretés qui sont la cause du Rhumatisme et de la Goutte, enfin de ces humeurs crasses et visqueuses dont se forment le sable et la pierre dans nos reins, tous maux qui doivent leur origine à notre intempérance.

Il ne faut prendre de nourriture qu'autant que la chaleur naturelle en peut cuire, digérer et faire transpirer. Trois espèces de désordres procèdent de l'abondance et de la diversité des alimens qui surchargent les tables des gens aisés. On mange trop ; on ne cuit pas assez ; on transpire peu ; d'où vient le proverbe : *qui mange trop, est moins ou mal nourri;* et de-là mille dérangemens dans l'économie animale.

Pour les éviter et ne pas mettre, dit Plutarque, feu sur feu, réplétion sur réplétion, il seroit bon d'imiter la plaisanterie du Roi Philippe. Quelqu'un l'invita, comme il étoit dans la campagne, à venir souper chez lui, pensant qu'il y viendroit en petite compagnie ; mais le voyant venir avec une grande suite, et sachant qu'on avoit apprêté à manger pour peu de personnes, cet hôte en fut troublé : Philippe qui s'en apperçut, envoya sous mains, dire à tous ceux qu'il avoit amenés, de garder place à la tourte. Ces personnes croyant à ce que leur dit le Prince, et attendant toujours ces mets, épargnèrent les viandes qui leur furent servies, ensorte qu'elles suffirent amplement à toute la compagnie. Ainsi devroit on s'observer, dans ces assemblées, où, par un reste d'un usage grossier et gothique, il faut boire à tour de rôle, et manger à la tâche ; ainsi devroit-on réserver place au manger, au boire, et apporter à table un appétit frais et bien aiguisé.

Rien de si beau que la morale en discours, rien de si difficile dans la pratique. Quoique je ne sois ni grand mangeur ni grand buveur, je sens, par ma propre expérience, la facilité de donner d'excellens préceptes d'hygienne, et la difficulté de les observer. On a presque toujours plus d'appétence des alimens que de besoin ; et quand je me sonde moi-même, je suis plus indulgent qu'on ne l'est d'ordinaire pour la faute de nos premiers parens. Quand on pense à la vive, à la séduisante sensation que devoit faire sur eux la vue du fruit le plus beau et le plus délicieux, on est tenté de leur pardonner ; et si l'allégorie tombe sur d'autres fruits, tous les cœurs ont encore plus d'indulgence. Rien donc de plus difficile que la résistance à la satisfaction d'un piquant appétit. A l'instant où j'écris, je quitte une personne qui vient de m'exprimer combien il lui en coûte, combien elle se fait de violence pour se modérer sur cet article. Quoiqu'en se mettant à table elle n'ait ordinairement ni faim ni

besoin, lorsqu'elle a commencé à manger
elle ne peut, pour ainsi dire, s'arrêter ni
se retenir. Jugez de l'entraînement et des
excès, lorsque nous sommes mus par ces
deux ressorts ; il faut une vertu plus qu'humaine pour y résister. Il faut avouer que
la nature elle-même semble, par les pres-
santes envies qu'elle nous fait éprouver,
vouloir nous pousser au-delà des bornes,
pour nous faire un mérite et une vertu de
rester en deçà.

Socrate défend les alimens qui nous convient à manger, lorsque nous n'avons
plus faim ; les breuvages qui nous excitent
à boire, lorsque nous n'avons plus soif ;
et il ne nous permet d'user des vivres,
qu'autant que le plaisir manifeste le besoin
de la nature.

La partie la plus utile de la médecine,
est l'hygienne ou l'art de régler notre conduite par rapport à la santé, et elle est
moins une science qu'une vertu. La tempérance et le travail sont les deux vrais
médecins de l'homme, le travail aiguise l'appétit, et la tempérance empêche d'en abuser.

Les Japonois, au rapport d'Ettmuler,
sont exempts de la Goutte : *Japonenses
podagrâ non laborant.* Ces peuples habi-
tent un climat tempéré ; ils ne connoissent ni le vin ni l'eau-de-vie ; ils sont labo-

rieux au suprême dégré, vivent de riz, ne mange de la viande que très-frugalement, boivent du thé ; ne sont-ce pas là de puissans moyens pour soutenir une transpiration toujours égale, et par conséquent une parfaite santé ? Comme rien ne nuit plus à cet heureux état, que les excès en tout genre, rien ne nous y maintient plus sûrement qu'une vie sage et réglée.

Toutes les règles diététiques, de même que la distinction des alimens en sains et mal-sains, ne doivent être entendues que relativement à la constitution du corps, et à mille autres circonstances. Un enfant et un adulte, un valétudinaire et un homme qui se porte bien ; les mêmes personnes, dans les grandes chaleurs de l'été et dans les froids excessifs de l'hiver, dans une saison sèche et dans une saison pluvieuse , ont besoin d'alimens différens. Les habitans des pays situés entre les Tropiques, se nourrissent principalement de fruits , et d'autres de gâteaux. Les nations Septentrionales trouvent qu'une nourriture solide, tirée du règne animale, convient mieux à leur climat.

La ténacité des alimens concourt à arrêter , presqu'entièrement , la transpiration qui est déjà diminuée dans les Goutteux.

En effet, quand il n'y auroit point d'autres causes, le seul usage d'une nourriture
grossière et visqueuse, tend naturellement
à diminuer cette évacuation ; car une louable transpiration ne vient que d'une humeur bien préparée et bien travaillée, et
cette humeur ne peut être fournie que par
des alimens légers et faciles à digérer. La
matière de la transpiration est l'humeur
la plus élaborée du corps ; pour être parfaite, elle doit être réduite au plus haut
dégré de ténuité, c'est-à-dire, être rendue
imperceptible par une élaboration complette
dans toutes les différentes coctions qu'elle
subit ; ainsi, on éprouve que tout aliment
grossier, et qui ne peut se digérer, est
imperspirable ; ceci est confirmé par toutes
les expériences statiques. Une nourriture
imperspirable, produit la corruption des
humeurs, la lassitude et la pesanteur du
corps, l'engouement, l'empâtement, symptômes arthritiques et rhumatiques.

Il faut remarquer que les substances végétales diffèrent des animales, dans la plupart des propriétés utiles à la conservation de la santé ; l'analyse chymique prouve
évidemment qu'il y a une différence considérable entre les principes des végétaux
et ceux des animaux. Les sels de ces deu-

niers sont plus volatils ; on en en retire ,
par le moyen d'un fort dégré de feu , un
sel alkali volatil ; au lieu que la plupart des
végétaux laissent dans leurs cendres , après
la combustion , une grande quantité d'alkali fixe ; en effet , ce dernier doit pro-
premeut son origine aux végétaux.

Mais sans cet examen chymique qui fait
voir une si grande diversité dans les principes de ces substances , nous voyons que
plusieurs de ces plantes sont acescentes ; que
les substances animales , au contraire , sont
presque toutes d'une nature alkalescente ,
ou , (peut-être) plutôt putrescente. Il
est vrai qu'à considérer la structure de
nos organes digestifs et notre appétit , il
sembleroit que la nature nous a destinés
à nous nourrir indifféremment de snbstan-
ces animales ou végétales. Mais quoique
nous voyons qu'une personne d'un bon
tempérament , et qui se porte bien , con-
vertit presque toutes sortes de substances
alimentaires en suc nourricier ; cependant
l'expérience montre que personne ne peut
long-temps se nourrir entièrement de viande
ou de poisson sans s'en dégoûter , à moins
qu'ils ne soient corrigés par du pain , du
sel , du vinaigre , et d'autres acides. La
raison de cela , c'est que l'effet de

la digestion, dans les premières voies, est
de tirer des alimens une liqueur douce
et laiteuse, dont les qualités soient semblables à une émulsion végétale. Cette liqueur à la vérité, ne doit point être acide,
mais acescente et contraire à la nature
des substances animales qui deviennent dans
des circonstances semblables alkalescentes.
C'est pour cette raison entr'autres, qu'un
mélange de substances végétales paroit nécessaire pour former un bon chyle, et pour
corriger la tendance continuelle des humeurs
animales à la putridité, encore faut-il user
avec tempérance de celles-là.

Le précepte général de la sobriété reçoit dans la Goutte, une application toute
particulière : car on a la transpiration à
rétablir et à ménager : or, la diette modérée est un des moyens les plus efficaces
pour opérer ces effets. Lorsque vous ne
prenez qu'autant d'alimens qu'il en faut
our soutenir la vie, la transpiration va
son train sans obstacles, sans interruption.
Les vaisseaux n'étant point gorgés se
contractent à l'aise, brisent et atténuent
infiniment les sucs, qui doivent être chassés par cette issue. La sobriété est donc
la réformatrice et la réparatrice des fautes
de l'intempérance. Elle consiste, en se ré-

glant cependant sur son tempérament et ses habitudes, à faire par jour deux repas, à quitter toujours la table avec appétit. Takius recommande expressément ; aux Goutteux de retrancher le souper. Sydenham est du même avis. *Prandere tantùm expedit, non cænent itaque qui podagræ sunt obnoxii.* Il veut qu'ils se contentent du dîner, parce que le lit et le sommeil sont des moyens propres à favoriser la transpiration, et qu'il ne faut point fatiguer la nature pendant ce tems, en l'occupant à l'ouvrage de la digestion. Je ne suis pas si rigoriste, et voici mes raisons.

On transpire mieux quand on mange deux fois par jour, que quand on ne mange qu'une fois. Car en mangeant beaucoup dans un repas, comme il ne peut manquer d'arriver quand on n'en prend qu'un, les vaisseaux se gonflent extraordinairement, les nerfs de l'estomach et des intestins sont fort agités et retrécissent par cette agitation les petits filtres de la peau : tout cela est un empêchement à la transpiration. D'ailleurs, après qu'elle est faite, le sang devient âcre et s'échauffe s'il n'est pas renouvellé par le chyle. Cet échauffement nuit à la transpiration sui-

vante , comme on peut le voir par ce que
nous avons dit.

Je pense donc que deux repas pris modérément valent mieux qu'un seul, dans
lequel on farcit l'estomach de plus d'a-
limens qu'il n'en peut digérer , parce qu'il
s'ensuit de cet excès, que la digestion se
fait plus difficilement , qu'elle est plus lente
et plus laborieuse , et par conséquent que
la transpiration est plus long-temps suspendue. Ainsi je conseille de souper très-
légèrement , de très-bonne-heure , et de
manger des alimens de facile digestion.
Par-là l'estomach ne s'affaisse pas , et di-
gère à son aise. Ce sentiment paroîtra pré-
férable à bien des personnes, et sera jus-
tifié par l'expérience. Enfin , ce qu'on peut
prescrire de plus salutaire sur le vivre ,
c'est d'attendre l'appétit et la faim ; et
ce que je dis de cette jouissance, je l'applique à tontes les autres, qui, sans ces
éguillons , n'offriroient aucuns délices ; les
vrais plaisirs sont enfans du besoin.

Sanctorius dans ses Aphorismes, nous
avertit que la digestion difficile fait une
perspiration tardive ; que la transpiration
étant l'excrément de la troisième coction,
si la première est manquée, la seconde et
la troisième le sont aussi ; que les alimens

dont on ne sent pas le poids dans l'estomach, sont ceux qui nourrissent le mieux et qui transpirent davantage. Si toutes ces observations ont été vérifiées sur des gens qui se portoient bien, quelles attentions doivent prendre les Goutteux chez lesquels, outre l'obstacle qu'un chyle grossier apporte à la transpiration, il s'en trouve encore un autre dans la peau, le resserrement des canaux excréteurs ?

Ce sont donc des alimens doux et légers qu'il faut présenter aux Goutteux. Je leur conseille l'usage des viandes tendres, et sur-tout rôties; le phaisan, la perdrix, la volaille et les bouillons et consommés qu'on en tire. Mais parmi les alimens qui se servent sur les tables des Goutteux, les végétaux doivent l'emporter sur les animaux, parce qu'ils sont plus digestibles, qu'ils sont moins nourrissans, et qu'ils ont des vertus médicamenteuses, que les nourritures animales n'ont pas. Entre ces mets il y a encore un choix à faire; par exemple les racines, les herbages doivent être préférés aux farineux, par les personnes grasses et replettes, et ceux-ci conviennent mieux aux personnes maigres, quand toute fois leur estomach ne les trouve ni lourds, ni indigestes, tels que les haricots, les fèves-

de-marais, les pois, les lentilles, etc.,
les fruits tels que la nature nous les donne,
ou préparés, comme les compotes, les confi-
gelées, sont d'excellentes nourritures ; ils
sont savoneux, de facile digestion, et
agréables au goût.

Hypocrate nous marque dans ses Aphorismes, que les alimens qui nourrissent
promptement, sont aussi de facile transpiration : les œufs frais cuits à la coque et
le régime du lait, pris sobrement, ont cet
avantage.

Pour ce qui est de la boisson, la bierre
forte, le cidre, le poiré doivent être généralement rejettés, parce que par leur tartre
et leur fraîcheur, ils donnent naissance
à la Goutte, en supprimant la perspiration. Le vin est communément nécessaire,
est c'est ce qu'il y a de meilleur, sur-tout
pour les vieillards, pourvu qu'on n'en
fasse pas abus; on le boit en y mettant un,
ou deux tiers d'eau.

Après les excès du boire et du manger,
il n'y a rien qui engendre, ou rappelle
plus la Goutte, que de se livrer trop aux
plaisirs de l'amour. C'est la volupté la plus
piquante, la plus sensible, la plus vive,
la plus ravissante, et la plus universelle-
ment recherchée dans les quatre parties du

monde. Depuis l'Hottentot, jusqu'au La-
pon, depuis l'Espagnol jusqu'au Tartare,
tout homme appéte cette volupté, dont
on peut jouir assez fréquemment. On ne
résiste jamais aux attraits de ce plaisir délicieux, divin, qui peut nous rendre auteurs, pères, je dirois volontiers créa-
teurs, mais au moins reproducteurs de
nous-mêmes, ou d'autres nous-mêmes.
On a peine à retenir les Goutteux sur
cet article. Cependant ils payent toujours
très-cher les excès qu'ils y font; rien ne
leur est plus nuisible. Un Goutteux dont
les esprits sont épuisés et les articulations
relâchées, seroit aussi imprudent, s'il s'aban-
donnoit trop à ce plaisir, qu'un voyageur
qui, ayant une longue route à faire, se
déferoit de l'argent dont il a besoin pour
la terminer. Celui qui veut entretenir une
lampe, en ménage l'huile et ne la répand
pas mal-à-propos.

On a observé que les excès dans ce
genre, influoient pour le moins autant sur
la production de la Goutte, que ceux
de Bacchus, qu'on doit aussi s'interdire.
Toutefois, quand les Goutteux ont pris
une longue habitude aux uns et aux autres, il ne faut pas les en priver tout-à-
coup. On doit leur accorder quelque chose,

ob duritiam cordis. D'ailleurs il est dangereux de passer d'un extrême à l'autre. C'est une imprudence à laquelle on a attribué la mort de Charlemagne, devenu plus chaste qu'il ne convenoit à son tempérament. Quant à l'habitude excessive du vin, on doit sur-tout y aller avec la plus grande circonspection. Ce n'est pas que je croie nécessaire de permettre en aucune circonstance les excès, auxquels il faut au contraire tout-à-coup renoncer ; mais comme ceux qui sont sujets à ce vice, boivent d'ordinaire très-copieusement, on doit par proportion retrancher de la quantité qu'ils boivent communément à leurs repas, et les réduire peu-à-peu à un usage modéré dans lequel ils doivent persévérer.

Une chose infiniment salutaire à la santé, est l'habitude de bien mâcher les alimens : la mastication a une double utilité, d'abord elle divise les alimens ; par là ils sont plus susceptibles d'être détrempés et pénétrés par les sucs digestifs de l'estomach ; et de plus, pendant que se fait cette mastication, les nourritures s'imbibent et s'imprègnent de la salive qui les prépare à la digestion. Il est donc bien avantageux de bien mâcher les alimens, et de ne pas les

dévorer, pour ainsi dire, tout intacts.
La salive contient une grande quantité d'eau
et d'esprits, et peu d'huile et de sel, qui
composent un savon naturel, très-propre
à atténuer le sang et à le disposer à une
solution parfaite, ce qui m'engage, en pas-
sant, à faire une autre réflexion qui pourra
avoir son utilité à l'égard de plusieurs personnes, la voici : on doit blâmer la conduite de ceux qui prodiguent ce fluide
salutaire, et qui en excitent l'écoulement
en fumant ou en mâchant du tabac, ou
de quelqu'autre manière que ce soit, à
moins que la pituite ne surabonde absolument chez eux.

Si l'on fait attention que la masse alimentaire est humectée par la salive qui
afflue continuellement et en grande quantité dans l'estomach, de la bouche, du
gosier et de l'ésophage ; que l'estomach
la délaye au moyen des humeurs qu'il y
verse par une infinité de couloirs ; que les
restes du premier aliment sont mêlés et
agités avec elle ; que l'air contenu dans la
masse alimentaire, la divise en se raréfiant,
et que la chaleur de la partie, excite et
augmente l'action de toutes ces choses,
on comprendra sans peine que l'aliment
doit se macérer dans l'estomach, et par là

devient capable de se mêler avec les sucs animaux, et de circuler dans tous les vaisseaux du corps.

La tempérance n'est pas la seule chose à observer pour éviter l'attaque ou le retour de la Goutte. Quelque sobre que vous soyez, vous en ressentirez encore les atteintes pour peu que le tempérament vous y dispose, si vous ne prenez point d'exercice. Une vie trop tranquille et trop oisive nuit à la digestion des alimens, pris même avec la modération la plus scrupuleuse. L'action au contraire, le travail, le mouvement, secondent les fonctions animales, d'où dépendent la santé. Un habile Physicien disoit : *que l'exercice étoit un second estomach* ; la métaphore manque de justesse, mais elle laise à entendre le service que le mouvement rend à ce viscère, dont il facilite et perfectionne les opérations. L'exercice est même aussi bon, pour préparer l'estomach à recevoir les alimens, qu'à les digérer. C'est de cette vertu, sans doute, qu'est venu ce propos vulgaire : *je vais faire un tour de promenade, pour gagner de l'appétit.*

Nous avons indiqué plusieurs sortes d'exercices auxquels on peut se livrer, mais il faut faire attention, 1°. qu'en général on

ne peut les prendre que quand la diges‑
tion est avancée ou achevée, parce que
l'estomach étant plein, le chyle est poussé
trop tôt dans les vaisseaux lactés, et sans
être assez affiné ; 2o. que l'exercice affoi‑
blit, si on le continue dès qu'on commence
à suer légèrement, et jusqu'à se lasser ;
3o. que quand il est fini on doit avoir grand
soin, comme le corps est alors échauffé,
de ne pas se réfroidir tout‑à‑coup ; 4o. enfin,
que l'exercice est inutile, s'il n'est accom‑
pagné de sobriété. Il faut avoir toujours
présent à sa mémoire, l'excellent précepte
de Socrate : *de ne pas se rassasier de nour‑
riture, et être infatigable au travail.* Mais
s'il est avantageux, pour conserver la santé,
de faire un exercice modéré, on voit
par la raison des contraires, combien une
vie molle et oisive est nuisible, non seule‑
ment dans un état sain, mais dans les in‑
firmités, les maladies chroniques et dans
la convalescence, le tout relativement à ses
forces. C'est avec juste raison que Celse
a dit : *le travail fortifie, et l'oisiveté
énerve.*

L'exercice est un moyen sûr pour pro‑
curer la transpiration. En effet, la contrac‑
tion alternative des muscles pressés, presse
les tuyaux excrétoires, qui versent la ma‑

tière de la perspiration, et en accélère la sortie par la même mécanique, que dans la saignée du bras, le sang coule par l'ouverture avec plus d'impétuosité, lorsque le chirurgien donne au malade son étui à tourner avec les doigts du bras qui vient d'être saigné, parce que la contraction des muscles sublimes et profonds, placés sous la veine ouverte, comprime et fouette le sang qui y est contenu, et en précipite la sortie. L'exercice pour l'ordinaire, exempte de la Goutte les gens laborieux, chez lesquels elle se trouveroit être trop tracassée.

Les intervalles entre les attaques de la Goutte ne peuvent être que très-courts, sans un exercice corporel et assidu, et même le malade sera sujet, s'il reste dans l'inaction et le repos, à la génération de la pierre, qui est un mal plus dangereux que la Goutte. L'homme laborieux échappera à ces deux maladies, et sur-tout à la dernière. L'exemple suivant, rapporté par Hoffmann, nous suffira.

Un riche allemand, grand, fort et robuste, vivoit dans l'abondance de toutes les choses qui flattoient ses goûts, sa sensualité et ses inclinations. Un nombre infini de domestiques, une table fine et délicate, la molesse enfin, l'oisiveté, l'insouciance, faisoient envier son sort; cette prétendue félicité fut de courte durée. La Goutte le saisit, les souffrances vinrent altérer les douceurs de cette vie voluptueuse. Il ne pouvoit plus marcher sans secours. Il crioit jour et nuit, et faisoit des remèdes d'autant plus inutiles, qu'il ne vouloit rien changer à sa manière de vivre; il fut attaqué si fréquemment, et si violemment qu'il alloit être bientôt noué, lorsqu'un revers de fortune fut, malgré lui, son médecin, et le déroba à une torture dont les maux accroissoient sensiblément tous les jours. Plusieurs banqueroutes se déclarèrent, d'autres accidens survinrent; en un mot, il passa presque dans un instant, de l'opulence la plus fastueuse à la dernière indigence. Il lui fallut par force, vivre avec sobriété, et se donner grand mouvement. Il quitta la ville pour aller gagner sa vie à la campagne, il vint à bout, par dégrés, de s'accoutumer au travail. Enfin, il guérit non-seulement de la Goutte, qui avoit altéré son tempérament, mais encore il reprit la même agilité et la même santé dont il avoit joui avant ses attaques, et a vécu long-tems, sans avoir éprouvé aucun ressentiment de cette maladie.

Croit-on que la Goutte soit une bête,
dit un auteur plaisant ? (1) S'imagineroit-on
qu'elle préférera pour habitation les tempéramens turbulens ou rustiques , qui sont
toujours en mouvement, soit par de continuelles allées et venues que demandent
les affaires du monde , soit par les travaux
et les exercices violens de ces gens qui ne gagnent leur vie qu'à la sueur de leur front,
à un nonchalant Sybarite? En vérité la Goutte
seroit bien sotte ! la pauvre Goutte ! la
malheureuse Goutte, que celle qui loge-
roit dans des hommes de cette espèce! Non,
non , encore une fois, messieurs, la Goutte
n'est point une bête ; il ne faut point dire
ce qui lui est bon, elle le sait bien.

Heureux donc ceux qui embrassent un état
qui exige un travail habituel! sages sont
ceux qui , dans une vie consacrée aux travaux de l'esprit, savent se procurer des
amusemens qui les exercent d'une manière
analogue à leur force et à leur tempérament ! On peut choisir entre le billard,
le volant, la paume, la boule, le mail,

---

(1) Dans un ouvrage intitulé : *le Goutteux en bel
humeur* , ou *l'éloge de la Goutte* , autre que celui
que j'ai cité.

la promenade, la danse, la chasse, l'équitation, l'escrime, la course pédestre, équestre, la lutte, la conduite des chars, (1) le tour, ou quelqu'autre métier, etc. etc. On peut même prendre part en un jour, à plusieurs de ces exercices. L'homme est porté par un penchant secret que l'on ne suit pas assez, à varier ses occupations.

Ce penchant est dans la nature. L'homme est inconstant. Cette inconstance que l'on regarde comme un crime au moral et au physique, est une vertu. L'inconstance préserve l'homme de mille maux ; par la dissipation qui l'arrache à l'ennui, fruit insalubre de l'uniformité.

Outre ces attentions, il y en a encore beaucoup d'autres que la prudence nous

---

(1) J'ai parlé de tous ces exercices dans un de mes ouvrages intitulé : *Observations sur les spectacles, et en particulier sur le Colisée;* lieu dont l'étendue, les embellissemens et la salubrité, permettoient d'en faire le Panthéon de tous les plaisirs, étant très-avantageusement placé, auprès de la plus vaste et de la plus agréable promenade de la capitale. On doit en regretter d'autant plus la destruction, que le nouvel ordre de chose auroit trouvé un emplacement infiniment commode pour les fêtes nationales, qui doivent, comme je l'avois en vue dès-lors, porter au dernier dégré de perfectibilité, la civilisation chez un peuple libre, aimable et courageux.

O

dicte également. On doit éviter soigneuse·
ment toutes sortes de passions, telles que
les soucis, les chagrins, les fatigues d'esprit, les méditations profondes, tout ce
qui trouble la tranquillité de l'ame ; rien
n'est plus propre, suivant Sydenham, à
détruire le tissu des esprits qui sont les
instrumens des digestions, et par conséquent à augmenter les progrès de la Goutte.
C'est donc à juste titre, que cet auteur célèbre recommande la tranquillité d'esprit
comme nécessaire pour la guérison de cette
maladie.

Il faut retrancher peu-à-peu et par dégrés, quelque partie de ses alimens, s'abstenir d'ingrédiens âcres, salins et épicés,
de fruits âpres, graveleux, froids, indigestes ; mais on peut se permettre avec
discrétion les fruits doux, aqueux, fon-
dans, rafraîchissans, tels que la fraise, la
cerise, la pêche, le raisin, la poire de
beurré, le Saint-Germain, la crésane, etc.

Il faut que les Goutteux soient vêtus dès
qu'ils sont levés, et que l'air ne frappe point
sur la surface de leur corps, ni la nuit ni
le jour. Il ne paroît pas difficile de concevoir que l'air étant un corps fluide et
d'un grand ressort, lorsqu'il frappe la surface de nos corps immédiatement, il s'y

moule et comprime fortement l'extrémité
des tuyaux excréteurs, qui débordent la
peau ; il n'en est pas de même lorsque cet
élément ne le comprime que par dessus les
habits intermédiaires, qui ne pouvant s'appliquer et se mouler sur l'épiderme, comme
fait ce fluide, laissent toujours à la matière de la transpiration, la liberté de s'é-
chapper. Il faut donc être attentif à se garantir des intempéries de l'air, et sur-tout
du froid et de l'humidité ; en conséquence
il faut se munir le jour, d'habits moëlleux ;
et la nuit avoir de bonnes couvertures.
Dans l'accès, il est bon d'envelopper la
partie malade d'une légère flanelle chaude,
appliquée sur l'enflure ; rien n'est plus propre à faciliter la traspiration et à dissiper
la douleur. On sait de quelle utilité sont
celles d'Angleterre, portées sur la peau
pour préserver des attaques goutteuses et
rhumatismales.

Ces flanelles doivent leur utilité, non-
seulement à ce qu'elles conservent une
chaleur toujours égale ; qu'elles empêchent
l'air de frapper immédiatement la surface
de nos corps ; mais encore parce qu'elles
sont comme des brosses universelles, et
que la laine dont elles sont composées,
pour peu qu'on se donne de mouvement,

O 2

débouche par une douce friction, l'extrémité des canaux perspirables; l'action, la
chaleur de la flanelle, facilite la circulation,
dégage les parties de la matière arthritti-
que qui y est enclavée, ouvre les pores,
procure une transpiration salutaire, et fortifie en même-tems le tissu des fibres contre la récidive.

Tous ces avantages ne me feront cependant point approuver généralement l'usage
habituel des petites camisolles de flanelle
que bien des gens portent en tout tems
sur la peau. Bonnes pour faire transpirer
les Goutteux, particulièrement quand ils
sont fort gras, elles affoiblissent les jeunes gens, et énervent ceux qui sont d'une
foible complexion et menacés de la pulmonie, parce qu'elles excitent une trop grande
transpiration, et qu'en entretenant le corps
dans une grande chaleur, elles relâchent
trop considérablement les fibres de la peau,
et les petits vaisseaux; elles sont contraires,
ainsi que les fourures, aux tempéramens
secs et bilieux. Je connois une personne
délicate, qui en a fait usage pour se con-
former à la mode. Elle n'a pas été long-
tems à s'appercevoir qu'elles la desséchoient
sensiblement; aussi les a-t-elle promptement
quittées. Elle s'en sert néanmoins utilement,

lorsque la transpiration interceptée lui annonce un rhume ou quelque fluxion ; mais aussi-tôt que la transpiration est rétablie, ce qui est l'affaire de trois ou quatre jours, elle quitte ce vêtement, de peur qu'il ne l'affoiblisse trop, et qu'une autrefois l'habitude n'empêche d'en ressentir les bons effets.

Le luxe a introduit en France depuis quelques années, les fourrures : elles ne son utiles qu'à quelque vieillards chez qui la chaleur naturelle est presque éteinte.

En général, les étoffes faites de matières végétales, sont préférables, excepté la laine, à celles que fournissent les animaux. Sur la peau, elles sont propres à essuyer la transpiration : à l'extérieur, elles arrêtent mieux l'humidité et les mauvaises influences de l'air.

Si l'on réfléchit sur la structure de la peau, que Leuwenoech nous a développée, on ne peut se dispenser de croire à l'utilité des frictions, pour rappeller la transpiration. Les vaisseaux capillaires superficiels peuvent-ils manquer d'être ouverts lorsqu'on frotte une partie en tous sens ? Peut-on douter que par une compression plus ou moins forte, on n'en exprime la matière qui y séjourne ?

Bien des faits pourroient confirmer cette observation. Pour abréger, je m'en tiendrai à celui que rapporte M. Dusault, dans sa dissertation sur la Goutte. Nous avons vu, dit cet auteur, M. le ci-devant marquis du Repaire, gouverneur du château Trompette de Bordeaux, vieillard centenaire, qui, trente ans avant sa mort, s'étoit guéri et garanti de la Goutte par le moyen de ces frictions. Un de ses valets de chambre n'avoit presque d'autre emploi auprès de sa personne, que de le brosser et frotter chaque jour, soir et matin, avec une main garnie d'une mitaine de laine.

Je dois avertir qu'il y a deux sortes de brosses pour les Goutteux et les Rhumatistes, au moyen desquelles on peut se frotter soi-même, ou se faire frotter ; les unes composées de poil de chèvre, assez doux pour ne pas causer une sensation désagréable, assez ferme pour exciter une douce chaleur ; les autres composées de poil de blaireaux, extrêmement soyeux, et qui, par cette qualité, est propre à ramener à un doux chatouillement la friction animée par la brosse de poil de chèvre, dont on doit se servir la première, celle de poil de blaireau étant destinée à rétablir

le tissu des houpes nerveuses de l'épiderme. Revenons aux qualités des étoffes.

Si quelqu'un étoit curieux de déterminer
les quantités positives et relatives d'humidité, absorbée de l'atmosphère par diverses
substances dans certaines circonstances,
il pourroit consulter les transactions phi-
losophiques de Londres, les expériences
faites par sir Benjamin Thompson, mem-
bre de cette académie. Selon ce savant,
la quantité d'humidité est dans l'ordre,
suivant des susbstances : laine, castors,
poil de lièvre, édredon, soie, toile, coton.
La soie écrue et la fine toile absorbent
plusque les autres substances, lorsqu'elles
ont été travaillée préalablement ; l'auteur
attribue à ces différentes propriétés absor-
bantes, les divers effets que les substances dont il s'agit, produisent lorsqu'elles
sont portées sur la peau. L'une paroît
chaude, parce qu'elle absorbe promptement l'humidité, et l'autre est froide et
humide, parce qu'elle ne se charge point
de l'humidité qu'exhale la surface du corps.
La propriété que la laine a de seconder
la transpiration, dépend de la même cause
plutôt que de la chaleur. Parmi les expériences curieuses qui montrent la vertu
qu'ont différentes substances, d'attirer l'hu-

midité de l'atmosphère, nous nous arrête-
rons à celle dont l'application est marquée
par une utilité analogue à notre objet.

On tint pendant long-temps dans une
étuve très-chaude, du linge et une pièce
d'étoffe de laine, qu'on réduisit à un poids
égal ; on les fit ensuite passer dans une
chambre inhabitée pendant quarante huit
heures, et pendant trois jours et trois
nuits dans une cellule où l'air étoit d'une
humidité extrême ; il se trouva que, dans
l'un et l'autre cas, l'humidité contractée
par la laine, fut environ d'un poids double
de celle qu'avoit prise le linge ; ce qui
doit être d'autant plus étonnant, que le
linge paroît dans tous les usages de la vie,
se pénétrer d'eau plus facilement qu'une
étoffe de laine.

C'est probablement en vertu de la forte
attraction que les expériences ci-dessus
font voir exister entre la laine et les vapeurs aqueuses, qu'une camisole de flanelle
est si propre à favoriser la transpiration
du corps, le fluide étant continuellement
absorbé et transmis dans l'atmosphère.
« Je suis étonné, dit l'auteur, que l'usage
» de ces camisolles ne soit pas plus géné-
» ral : je pense qu'on préviendroit par-là,
» plusieurs maladies. Rien n'est plus agréa-

» ble que la sensation que fait éprouver
» la flanelle quand on y est un peu accou-
» tumé. On auroit tort de croire qu'elle
» augmente la chaleur durant l'été. J'en
» ai porté dans tous les climats et dans toutes
» les saisons de l'année, et je n'en ai
» jamais éprouvé aucun inconvénient. Une
» chemise de linge ordinaire, rendue hu-
» mide par la sueur, retient la vapeur de
» la transpiration, et rend insupportable
» les grandes chaleurs des climats du midi;
» mais la flanelle favorise ces émanations,
» et par conséquent l'évaporation qui,
» comme on sait, est propre à produire
» le froid ou la fraicheur ».

On voit par ces principes, la conséquence
qu'on doit tirer sur la manière de se vêtir,
tant immédiatement que médiatement.

Toutes les personnes sujettes à la Goutte
ne seront peut-être pas assez heureuses,
pour obtenir leur guérison par ce seu
moyen; mais elles seront, si l'on peut
dire, plus qu'assurées de ce bonheur, en
joignant à l'usage de mon remède, de
attentions aussi propres à seconder son action et celle de la nature. Il n'en est point
de si minutieuses qu'elles paroissent, qui
ne soient intéressantes par rapport à la

santé ; les plus foibles causes produisent
à la longue, de grands effets.

Avoir recommandé d'éviter l'humidité,
les fraîcheurs, la rosée et le serein, c'est
avoir fait sentir la nécessité d'éviter les
brouillards ou de se garantir de leurs nuisibles effets, ne vinssent-ils que de la simple
humidité, à plus forte raison lorsqu'ils sont
chargés de miasmes pernicieux ; on voit par
les eaux qu'ils déposent sur les corps durs,
combien les corps poreux en doivent être
imbibés. Les hommes qui respirent ces
brouillards, respirent en quelque sorte,
l'eau avec l'air ; elle pénètre par tous les
pores de leur peau ; leurs habits deviennent une éponge, qui les environne d'un
bain froid et humide. Quelle plus fâcheuse
constitution de l'air, sur-tout pour les
Goutteux et les Rhumatisans, que cet état
de l'atmosphère !

Mais ce n'est point par la seule humidité
que les brouillards sont dangureux, la corruption et la putridité des miasmes qu'ils
charient encore quelque fois, rendent funestes à bien d'autres égards, leurs mauvaises
qualités.

Je m'abstiendrois d'en dire davantage,
sans l'extrême utilité qu'on pourra tirer de
mes réflexions. Les brouillards qu'on éprouve

si souvent dans les plages maritimes, dans les grandes villes, et principalement à Paris, sont très-pernicieux; car, outre la suppression de la transpiration qu'ils produisent ainsi que les brouillards simplement humides, leur âcreté occasionne des maux de gorge, d'yeux, de poitrine, par l'irritation que procurent les particules âcres et caustiques qui en sont la partie constituante; on doit les éviter, et si l'on est obligé de sortir, il faut se garnir de vêtemens bien chauds, prendre quelque boisson chaude, délayante et corroborative, comme du bon vin, légèrement trempé d'eau; il faut encore avoir soin de mettre de côté ses habillemens lorsqu'on vient du dehors, en prendre d'autres, se frotter, ou se faire donner des frictions sur la peau, avec de la flanelle ou des brosses angloises, prendre du thé, ou quelqu'autre boisson diaphorétique, qui porte les humeurs à la surface du corps.

Ces précautions et beaucoup d'autres, que le bon sens suggère, écartent du sang par des sécrétions salutaires, les humeurs gluantes, qui occasionneroient les maladies dont on seroit affligé; elles les détruisent ou les préviennent en donnant un cours libre et égal à la perspiration.

Si les Goutteux pouvoient seulement
bien régler leur transpiration, aux approches de chaque accès, en la rétablissant,
en la doublant, ils réussiroient ou à les
prévenir, ou du moins à les abréger,
ce qui leur épargneroit beaucoup de douleurs, et pour cela il ne faudroit que faire
usage, à propos, de mon Elixir, avec les
attentions recommandées ci-dessus.

Les exemples de ceux qui persévèrent
dans ces pratiques, attestent de la manière
la plus convaincante ce que j'avance à cet
égard.

Enfin, pour ne rien omettre, n'oublions
pas les frictions modérées, dont voici les
favorables effets : elles occasionnent une
compression et un relâchement alternatifs
du corps, lesquels font accélérer le mouvement du sang vers le cœur, qui acquiert
lui même, par ce moyen, plus de force,
et conséquemment est plus en état de communiquer au sang la vîtesse qui lui est
nécessaire, pour parcourir les vaisseaux
auxquels il le distribue. On peut augmenter, par ce moyen, à un tel dégré qu'on
le juge à propos, la force des fonctions
vitales. C'est pour cette raison que les
Anciens estimoient tant cette méthode,

qu'ils regardoient comme conservatrice de la santé, et toute à-la-fois comme un préservatif et un spécifique contre beaucoup de maladies.

CHAPITRE XIV.

Du Rhumatisme.

Les anciens s'imaginant que les douleurs de ce mal venoient d'une humeur qui descendoit ou couloit des parties supérieures et se portoit sur les lieux les plus éloignés du centre, se sont servi pour désigner cette maladie du mot grec *Rhumatisme*, c'est-à-dire *Fluxion*.

Le Rhumatisme, n'est à proprement parler, que le premier dégré de la Goutte, car la Goutte elle-même n'est qu'un Rhumatisme poussé au plus haut dégré ; c'est pour cela que nous avons répété plusieurs fois que tout ce que nous disions de celui-là, étoit applicable à celui-ci : c'est pourquoi nous serons très-court sur son article en particulier.

Néanmoins je n'omettrai pas ici ce que j'ai déja laissé entrevoir du danger des demeures mal-saines. Si elles engendrent quelquefois la Goutte, elles donnent encore plus souvent naissance au Rhumatisme. Par exemple, l'habitation des lieux bas et humides ne peut manquer de produire ces pernicieux effets, parce que la transpiration, loin d'y être libre et abondante comme dans les lieux secs et élevés, y est combattue, et que la chaleur y est affoiblie, ce qui force la matière transpirante à s'arrêter, à croupir même dans les vaisseaux. Cette cause, sans rappeller les autres qui lui sont communes avec l'affection arthritique, est la plus ordinaire de la maladie dont nous parlons. Les symptômes précurseurs, sont l'engourdissement des parties qui doivent être le siége du mal ; le sommeil est interrompu sans cause, le malade est inquiet, agité, quelquefois affaisé, ne sentant que gêne, fatigue, lassitude ; tantôt il éprouve des frissons momentanés, des chaleurs passagères ; certaines fois, dégoût, inappétence du manger ; dans d'autres occasions, il a un appétit, une faim désordonnée.

Le Rhumatisme se divise en aigu, ou chronique. L'aigu, est accompagné de fièvre continue, alors il se termine en 14, 21, 35 ou 40 jours. Lorsqu'il est chronique il dure quelquefois des années entières, parce que la fièvre, ce mouvement efficace que la nature doit opposer à nos affections pour en opérer la cure, ne se manifeste ici, comme dans les autres maladies de cette espèce, que d'une manière foible et impuissante.

Rien ne fournit dans ce cas un plus prompt soulagement que les diaphorétiques les plus chauds. Ensuite on chasse peu-à-peu et successivement , par des laxatifs tempérés, les impuretés bilieuses, visqueuses et séreuses. On satisfait à cette indication par les décoctions de squine , de salsepareille , de chicorée , de réglisse et de scorsonère , de bois et d'écorce de sassafras , de santal citrin et de gayac, avec des figues et des raisins de corinthe.

Lorsqu'un rhumatisme fixe ou vague, attaque un sujet scorbutique , et se manifeste par des signes et des symptômes évidens , on est long-tems à le guérir ; car il n'est pas aisé de rendre à toute la masse de la lymphe et de la sérosité , sa douceur et sa consistance naturelle, lorsqu'elle a une fois perdu sa température , lorsqu'elle s'est corrompue et imprégnée de parties salines et excrémentitielles. Les meilleurs remèdes qu'on puisse employer dans ce cas , sont ceux qui ont la vertu de délayer, d'adoucir ; il faut donc , dans les intervalles de l'usage de mon élixir , employer ces remèdes, et ne point en épargner la dose. Les plus convenables de cette espèce , sont le petit-lait imprégné avec la manne , acidulé avec les tamarins, ou mêlé avec le suc des plantes

anti-scorbutiques , comme aussi les eaux
minérales tempérées, telles que celles de
Saltz , de Vildunger ; celles de Pyrmont et
d'Egra , mêlées avec moitié de lait d'ânesse
ou de vache ; ces eaux secondées d'un régime convenable , satisfont avec mon remède, à toutes les indications.

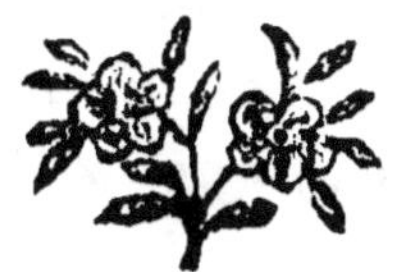

CHAPITRE XV.

De la complication de la Goutte et du Rhumatisme, avec d'autres maladies.

C ES deux maux, soit séparés, soit réunis, ne se trouvent pas toujours seuls, ils sont souvent accompagnés d'autres vices morbifiques qui les aggravent ; alors ils prennent les dénominations des diverses affections auxquelles ils sont unis ; de-là la Goutte et le Rhumatisme scorbutiques , scrophuleux , hypocondriaques , vénériens , dartreux , etc. etc.

La Goutte et le Rhumatisme simples ou compliqués entre eux-mêmes , et outre cela avec d'autres maladies, n'ont de différence que celle des symptômes propres aux différentes affections qui les accompagnent. Est-ce le scorbut ? il y a douleurs de tête, engourdissement, noirceur des dents, gonflement des gencives , puanteur de bouche, taches noires ou livides. Est-ce le virus syphilitique ? il y a douleurs dans les os, ulcération dans différentes parties , abattement général. Sont-ce les écrouelles ? il y a des duretés sous le menton ou derrière les oreilles, tumeurs blanches aux articulations, sous la langue et aux amygdales, gonflement de la lèvre supérieure et du nez, polipe dans cette dernière partie, gouêtre, loupes. Est-ce l'hypocondriacie ? il y a abondance de vents, douleurs violentes dans l'estomach, cardialgie, exflure considérable des hypocondres, palpitations, bâillemens, pendiculaisons. Sont-ce les dartres ? il y a pustules, demangeaisons, cuissons, gonflemens.

Dans le cas de complication d'une ou de plusieurs de ces maladies avec la Goutte ou le Rhumatisme simples ou compliqués, on peut entreprendre la curation de ces maux qui forment la complication, et leur guérison opérée, en venir à mon remède pour celles de la Goutte et du Rhumatisme compliqués ou non ; ou bien l'on peut tenter tout, d'abord, la cure de toute affection rhumatique et arthritique, même combinées ensemble, et entreprendre après celles des autres maladies qui s'y sont jointes ; et la chose sera d'autant plus aisée que mon Elixir en aura disposé la guérison, si même il ne l'a pas opérée par son usage, comme il est arrivé en mainte occasion.

CHAPITRE XVI.

Cause de la fréquence actuelle de la Goutte et du Rhumatisme.

Rien de stable, rien d'uniforme dans la nature. L'ensemble entier de l'Univers n'a pas été un instant le même ; des modifications continuelles et variées, en ont diversifié l'existence, et ce qu'il y a encore de plus étonnant et de plus prodigieux, c'est que ces changemens perpétuels du tout, ont lieu, non-seulement à l'égard des genres, des espèces, des individus, mais du dernier atôme de leurs parties. Les choses les plus nouvelles, les plus inouies, ne devroient pas plus surprendre que les plus ordinaires, parce que les unes et les autres sont également des effets nécessaires de causes déterminées. Rien n'est phénomène aux yeux du physicien. Dans le cercle immence, éternel et infini des révolutions, tout changement, si léger qu'il doive être, a son tems et sa place. Tous les êtres gagnent ou perdent selon l'influence des causes physiques et morales, auxquelles ils sont soumis. Autre tems, autre mœurs, autres passions, autres maladies. On a remarqué que de nos jours la Goutte et le Rhumatisme inconnus, ou plutôt ignorés des anciens, sont beaucoup plus communs qu'il ne l'étoient il y a deux mille ans; c'est-à-dire du tems d'Hypocrate. Un observateur aussi studieux, aussi exact, n'auroit pas manqué de nous parler de la fréquence de ces maladies qu'on croyoit incurables, et qui peut-être n'étoient regardées telles, qu'à cause de leur rareté ; qu'on les avoit peu observées ; et qu'on s'étoit peu appliqué à leur curation.

Quoi qu'il en soit, nous allons rechercher les causes qui peuvent avoir étendu et propagé ces maladies depuis la date que nous venons de donner, encore plus depuis quelques autres, et sur-tout depuis la nôtre. Cette recherche ne sera peut-être pas inutile, et je pense qu'on pourra en profiter pour la réforme des causes qui ne sont pas hors de notre disposition. Faisons donc le recensement de toutes celles que nous croyons contribuer plus singulièrement dans notre âge au développement de ces maladies.

Ce seroit perdre du tems en discussions plus curieuses qu'utiles, que de nous étendre sur l'influence des causes qui ne dépendent point de nous. Les climats heureux de la Grèce et de l'Italie ont dû, et doivent

en tout tems, avoir moins de Goutteux et
de Rhumatistes que les nôtres ; puisqu'une
des principales causes de ces maladies est
le défaut d'une fonction naturelle, que la
douceur de leur climat peut favoriser, la
transpiration. Mais d'ailleurs, les anciens,
plus sages et plus prudens que nous, pre-
noient tous les moyens de se soustraire à
ces maux : sobriété dans le boire et le
manger, attention de propreté, précaution
de vêtemens. Habitans de climats plus doux
et plus gracieux, ils n'en avoient pas moins
cherché les moyens d'en corriger à volonté
les diverses intempéries, et ils l'avoient
trouvé dans l'usage de leurs manteaux. Les
dames, aujourd'hui plus raisonnables à cet
égard que les hommes, ont dans un de leurs
ornemens, un vêtement très-commode et
très-avantageux, qu'elles peuvent prendre, déposer, et reprendre à leur gré, et
par-là éviter les excès du froid et de la
chaleur. Leur mantelet est un diminutif du
manteau des anciens, et qui approche de
son utilité.

En France, et dans dans la plus grande
partie de l'Europe, l'usage de saluer, est
de se découvrir la tête ; et pour marque
de respect, on se tient la tête découverte
aussi long-tems que l'on est devant les per-

sonnes que l'on veut honorer. Si l'on pouvoit calculer de combien de fluxions, de catharres et d'autres maladies graves cet usage est devenu le principe, l'on en seroit effrayé, et l'on sentiroit bientôt la nécessité de le réformer et d'en adopter un autre. Les Germains, nos pères, portoient des casques, et ce n'est guère que depuis trois siècles que l'on a abandonné ces casques, pour porter des calottes, des bonnets, et enfin des chapeaux.

Il est une attention qui n'est pas moins intéressante que celle qu'on désireroit, et dont l'omission n'est pas moins nuisible, c'est celle de se tenir les pieds dans une chaleur convenable. Ce défaut toujours dangereux, le devient beaucoup plus chez certains sujets où la transpiration est habituelle et abondante à ces parties. La vaine et ridicule manie de nos inconséquens petits-maîtres, amateurs des chaussures les plus minces, leur fait acheter bien cher la finesse, l'élégance, et l'étroitesse de leurs chaussures.

Les anciens ignoroient l'usage des liqueurs. Des vins recherchés, étrangers, il est vrai, mais naturels, couronnoient dans leurs repas les boissons ordinaires ; cependant ces vins, tout fumeux qu'ils fussent, n'avoient pas les qualités pernicieuses de nos liqueurs remplies d'esprits ardens. S'ils sacrifioient à Bacchus, ôtez les orgies religieuses, c'étoit sans excès et dans de justes bornes. A quelque dégré de perfection que fût porté chez eux l'art de la cuisine, il y étoit beaucoup moins rafiné qu'il ne l'est aujourd'hui. Une variété de mets bien moins considérable, ne surchargeoit pas leurs tables. La tempérance étoit chez eux une vertu en honneur, chez nous c'est presque le contraire. On se distingue par la délicatesse du goût, par la recherche de la bonne chère, que dis je, on prend pour des prouesses, des excès qui nous font perdre la raison, qui nous dégradent, nous avilissent, et nous mettent au-dessous des brutes.

Les bains fréquens, habituels, dont usoient les anciens, ne contribuoient pas peu à l'entretien de leur santé. Chez nous l'usage du linge, même très-renouvellé, n'y supplée qu'à peine. Leurs exercices gymnastiques leur formoient dès l'enfance une forte constitution. La molesse au contraire, dans laquelle on nous éleve, nous énerve et nous affoiblit.

Des appartemens vastes, aérés, leur faisoient continuellement respirer un air pur et salubre, celui des nôtres qui ressemblent à de jolies boîtes, dans lesquelles nous nous renfermons, aspiré, expiré, et réaspiré une multitude de fois, est corrompu et putride; l'épaisseur de leurs murs, des boiseries solides, de bonnes tapisseries les garantissoient de toute fraîcheur et de toute humidité. Sans doute qu'ils n'habitoient leurs appartemens qu'après un tems suffisant pour en avoir dissipé toutes les exhalaisons et les vapeurs pernicieuses des décombres, de la chaux, du plâtre et des peintures. La fréquentation de leurs spectacles bien spacieux, bien aérés, ne les exposoient pas comme les nôtres, à respirer des miasmes infects. Les jeux de hasard, de combinaison et d'application, qui nous tiennent le corps immobile et l'esprit tendu, n'étoient point en usage chez eux. Ils n'avoient point la sotte manie de se faire une étude, une torture, un supplice, de ce que nous nommons si mal-à-propos, amusemens et récréations.

L'amour de la gloire, de la patrie, de la liberté, élevoient leurs ames sans les intriguer par les passions de l'envie, de la jalousie, de l'ambition. Toutes ces différences d'usage, de vivres, de mœurs, d'habitudes, qui sont tout à l'avantage des anciens ou de nos ancêtres, qui vivoient beaucoup plus frugalement , plus sainement , plus joyeusement, plus sagement que nous, nous font assez connoître combien , non-seulemeut la Goutte , le Rhumatisme, et leur complication , mais encore un grand nombre d'autres maladies , ont dû naître et se propager chez nous. J'avoue que l'art a inventé , a multiplié en proportion les remèdes et les secours ; mais la machine la mieux réparée , n'est jamais ce qu'elle étoit dans son état parfait d'intégrité.

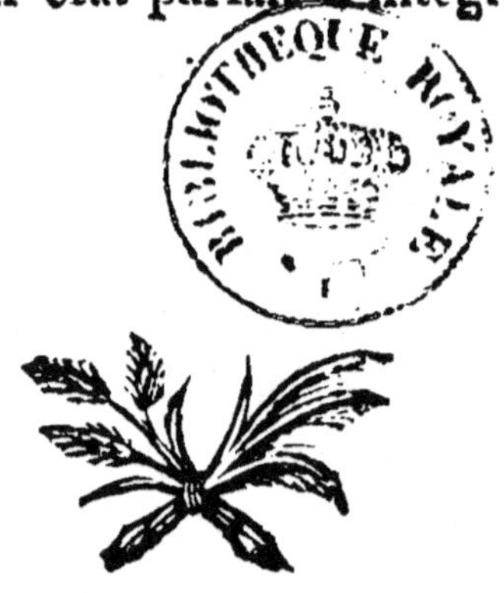

TABLE DES MATIÈRES

Contenues dans le Tome premier.

Tome I.   *

TABLE

Fin de la Table.